Cómo Tratar La Próstata

Según Tú Grupo Sanguíneo

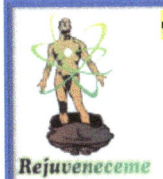

www.fundaciondeterapeutas.com

SAI – MEDIC

Manuel Ramoni...

Neuroterapeuta

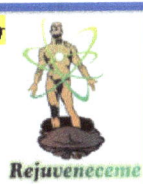

Con más de 45 años de experiencia en decenas de miles de pacientes y utilizando los últimos avances de la ciencia, le indicaremos con simples, pero poderosas recomendaciones, como tratar los problemas que aquejan a la humanidad de una manera tan rápida y palpable, que no podrá creer. Descubra porque enfermamos y envejecemos. Como rejuvenecer y sanar rápidamente...

I0427270

CANCER DE: PROSTATA.

1   Causas y síntomas del Cáncer.

2 Alimentos Según su Grupo Sanguíneo. Síndrome de Sangre Densa. Alimentos o Elementos Agresores.

3   Posibles Complicaciones de no Atenderse.

4   Alcalinidad (Vida) – Acidez (Cáncer y Muerte).

5   Metabolismo Pasivo – Metabolismo Excitado - Limpieza del Organismo.

6   Método para Revertir de manera Definitiva este Mal. EL CANCER SI SE PUEDE CURAR.

AGRADECIMIENTO Y DEDICATORIA.

Hola estimada amiga (o), paciente y lector, comparto felizmente contigo este libro agradeciendo y dedicando, primeramente a **DIOS** y en mi carácter cristiano por todas las bendiciones y sabiduría que siempre le he pedido y que me ha dado en la vida, así como darle a Él, el crédito, de todo y en todo.

También a mi bella hija Gabriela, que a pesar de solo tener 17 años, ha dedicado sus vacaciones a; atenderme y alimentarme, mientras las horas, días tardes y noches se me pasaban, concentrados y dedicados absolutamente a que este trabajo llegará a ti de la manera más pedagógica posible. Para que te ayude a obtener las metas que te propongas para bienestar de tu salud y la de tus seres queridos.

A mi hermana María de Los Ángeles. Profesora magíster en el campo de lengua y literatura quien gentil y espiritualmente me apoyo en las correcciones de este trabajo, así como a mi querida madre quien me dio aliento espiritual y de vida... Las amo.

Igualmente, los resultados de este minucioso trabajo, están dedicados a todas aquellas personas que, de alguna forma, directa o indirectamente son parte de toda la experiencia en el área y que son testimonio de que es posible y real esta vía para lograr regenerarse de la prostata.

Manuel A. Ramoni. C

3

Prólogo.

El ideal del escritor de "Cómo regenerarse de la prostata.", es compartir sus experiencias para que usted logre y disfrute Sencillamente, pero con Disciplina lo que a muchas personas les ha costado tanto en dinero, tiempo y energía de vida: recobrar y mantener la salud pero muchas de ellas, han caído en el intento.

Tengo el agrado de presentar esta obra tan vital, interesante y necesaria, cuyo autor no solo es una persona de mi alta estima sino que, sé que se ha dedicado con ahínco a la investigación y estudio de esta área desde muy joven. Si bien aprecio todo el trabajo realizado por él, considero necesario confesar mi preferencia por esta ciencia, razón por la que he aceptado escribir la presentación de la obra y dar gracias a *DIOS* por ella.

A continuación explicaré el porqué. El libro en sus páginas se caracteriza por un exquisito trabajo orientado a la salud y a la vida, en consecuencia, queda expuesta la dedicación en la exhaustiva investigación que ha realizado. El estilo es de total sencillez con la que se explican acontecimientos que permiten a los lectores sin conocimientos específicos del tema, comprender sin mayor dificultad lo planteado.

Es una obra, a mi criterio, que cumple a cabalidad varios cometidos; primero, concretiza el conocimiento actualizado sobre el tratamiento de la alimentación, respiración, búsqueda del conocimiento de nuestro grupo sanguíneo y su interrelación con la nutrición, entre otros temas, lo dice de forma sencilla pero sin escatimar información útil.

Asimismo, el autor logra llenar vacíos de conocimientos sobre esta materia y la hace accesible a la gran mayoría de médicos no especializados, enfermeras y/o estudiantes de medicina no alopática como a lectores en general quienes pueden ser futuros pacientes, esos, los que buscan casi con desesperación la salud.

María de los ángeles Ramoni C.

Causas y síntomas del Cáncer. Según la Medicina Alopática

CANCER DE PRÓSTATA.

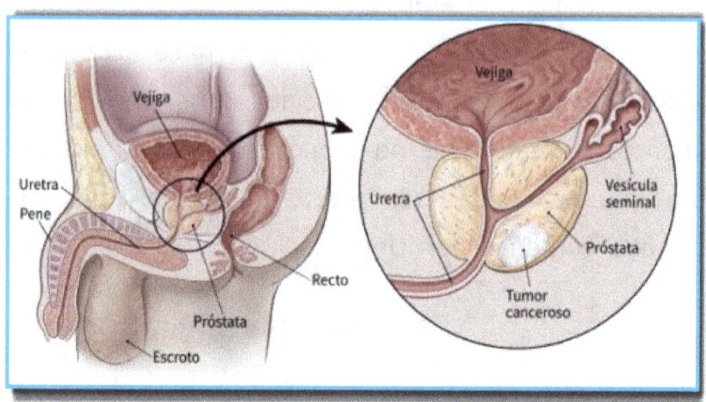

CANCER DE PRÓSTATA.

La próstata es la glándula sexual del hombre encargada de producir el semen. Es del tamaño de una nuez y se encuentra debajo de la vejiga, rodeando a la uretra. Se caracteriza por evolucionar de forma muy lenta.

Es extremadamente frecuente. Tras una intervención quirúrgica o en una autopsia, se encuentra cáncer en el 50 por ciento de los hombres mayores de 70 años y prácticamente en todos los mayores de 90, aunque gran parte de ellos no llegan a ser conscientes de la enfermedad ante la falta de síntomas reconocibles.

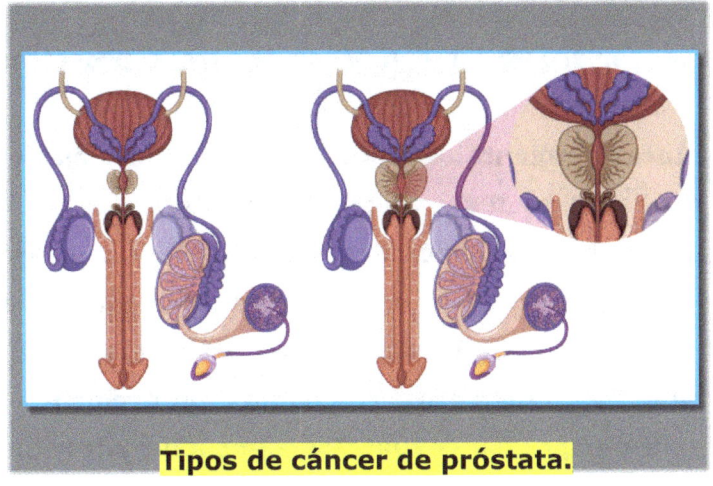

El cáncer de próstata se presenta en el 95 por ciento de los casos en el tejido glandular, lo que se denomina adenocarcinomas. El cinco por ciento restantes es el cáncer neuroendocrino, que se origina en las células pequeñas de la próstata.

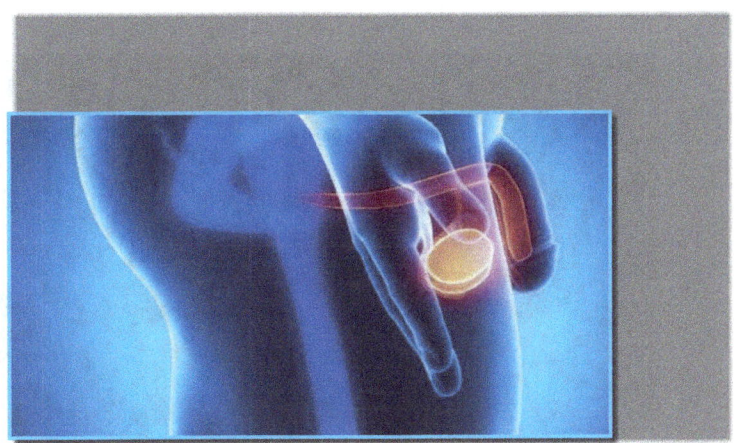

Causas y Factores de Riesgo.

Factores genéticos. Estudios genéticos han mostrado que existe un gen específico del cromosoma 1 o gen HPC-1 que aumenta la probabilidad.

Factores hormonales. Éstos incluyen: La dependencia de las hormonas andrógenas. La frecuente asociación de cáncer prostático con áreas de atrofia prostática esclerótica.

Factores ambientales. Éstos incluyen: Dieta alta en grasas animales. La exposición al humo de los automóviles. La polución del aire, cadmio, fertilizantes y sustancias químicas en las industrias de la goma, imprenta, pintura y naval, granjeros.

Agentes infecciosos. Los agentes infecciosos transmitidos por vía sexual. Frecuencia del acto sexual en relación con prostitutas y edad temprana de comienzo de la actividad sexual. En contraste, otros estudios sugieren que existe un mayor riesgo asociado con la inactividad sexual.

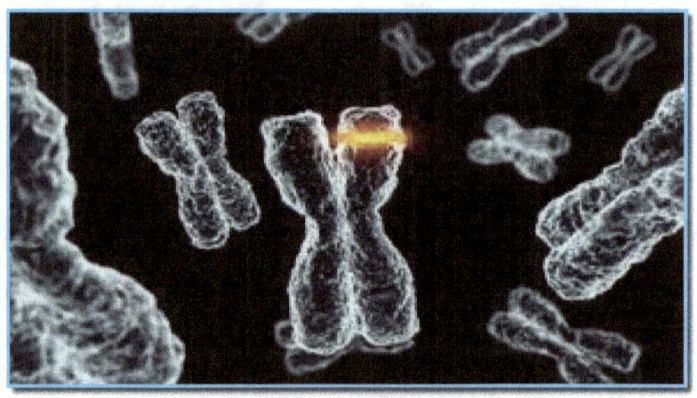

Otros factores de riesgo.

Raza. Es más frecuente en hombres de raza negra y en hombres del Caribe con ascendencia africana que en los hombres de otras razas. Los hombres de raza negra también tienen más del doble de probabilidades de fallecer debido al cáncer de la próstata que los hombres de raza blanca. El cáncer de próstata ocurre con menos frecuencia en los hombres asiático-americanos y en los hispanos/latinos que en los hombres blancos.

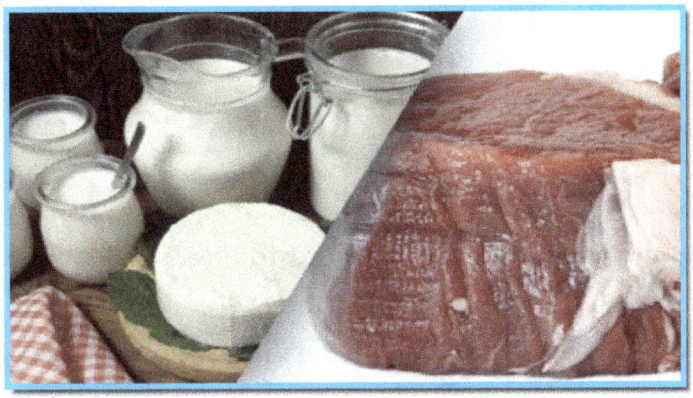

Alimentación.

Los hombres que comen muchas carnes rojas o productos lácteos altos en grasa parecen tener una probabilidad ligeramente mayor de cáncer de próstata. Estos hombres también tienden a comer menos alimentos de origen vegetal como frutas, ensaladas y verduras. Hombres que consumen demasiado alcohol.

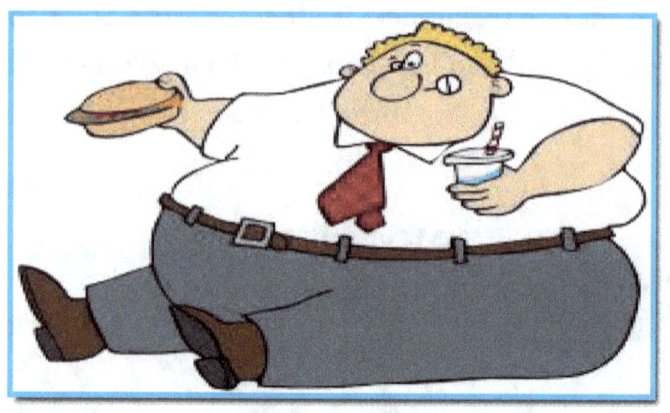

Obesidad.

Algunos estudios han encontrado que los hombres obesos tienen un mayor riesgo de un cáncer de próstata más agresivo. Algunos estudios también han encontrado que los hombres obesos pueden tener un mayor riesgo de padecer cáncer de próstata avanzado y de morir a causa de esta enfermedad.

Síntomas primarios.

Pueden tardar años, en manifestarse. En las fases iniciales, cuando el tumor está limitado a la próstata, puede ser asintomático o acompañarse de síntomas obstructivos leves fácilmente atribuibles a una hiperplasia benigna, como son la incontinencia urinaria, la disminución del calibre o la interrupción del chorro de orina, el aumento de la frecuencia de la micción, sobre todo durante la noche, las dificultades para orinar, la sensación de escozor durante la micción.

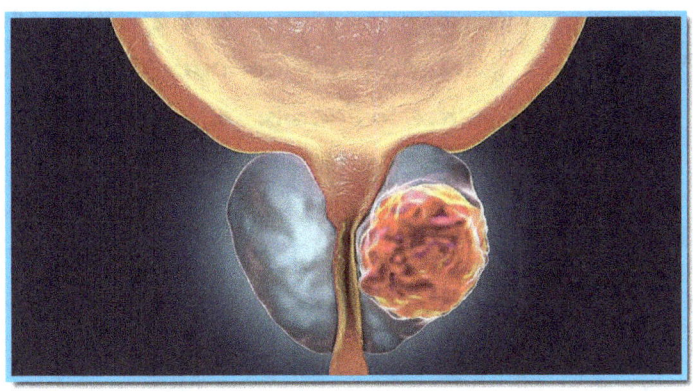

Síntomas en cáncer avanzado.

Síntomas obstructivos claros, hematuria (sangre en la orina), signos de infección. Dolor frecuente en la región lumbar y dificultades en las relaciones sexuales. Hinchazón de piernas, dolores óseos Insuficiencia renal, pérdida de apetito, de peso y anemia.

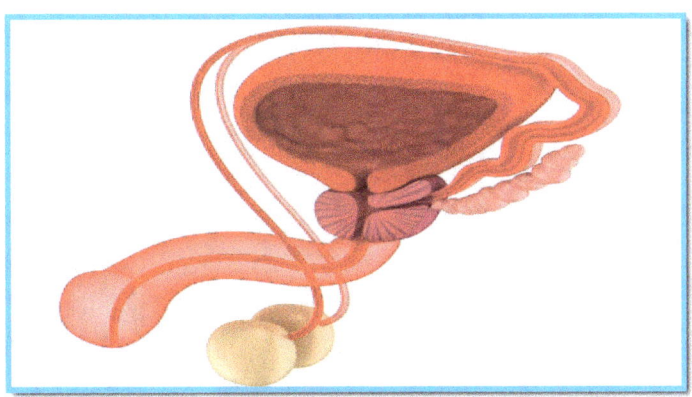

Complicaciones.

Los únicos casos en los que la tasa de supervivencia es baja es cuando el cáncer se disemina, y se extiende a otros huesos y órganos. En estos casos, la tasa de supervivencia es del 28 por ciento. En un estudio

realizado en 2012 se determinó que el cáncer de próstata es el más recurrente de todos los cánceres entre los hombres.

Tabaquismo. Algunas investigaciones han vinculado el fumar con un posible aumento en el riesgo de morir a causa de cáncer de próstata.

Exposiciones a sustancias químicas. Cierta evidencia indica que los hombres que estan expuestos a sustancias químicas pueden aumentar el riesgo de padecer cáncer de próstata.

Inflamación de la próstata. Algunos estudios han sugerido que la prostatitis (inflamación de la glándula prostática) puede estar asociada a un riesgo aumentado de cáncer de próstata. A menudo, la inflamación se observa en las muestras del tejido de la próstata que también contiene cáncer.

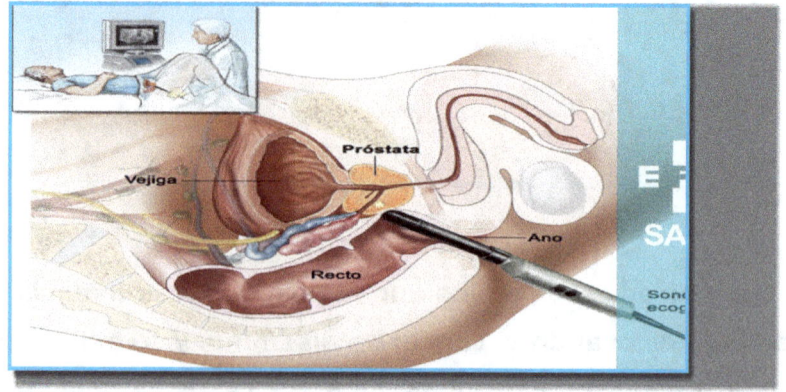

PROSTATA.

En el cáncer que esté limitado a la próstata, y según la edad y el estado general del paciente, se indicará un tratamiento con intención curativa, pero si el cáncer está diseminado el objetivo del tratamiento es paliativo, para mejorar la calidad de vida del enfermo.

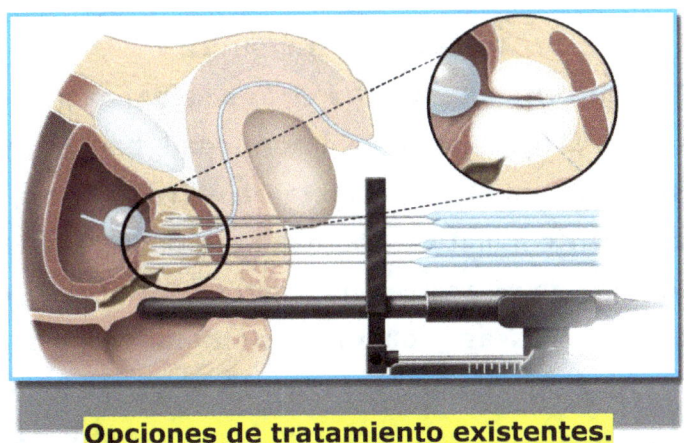

Opciones de tratamiento existentes.

Criocirugía. Es el congelamiento de las células cancerosas con una sonda de metal que se inserta a través de una pequeña incisión en el área entre el recto y el escroto.

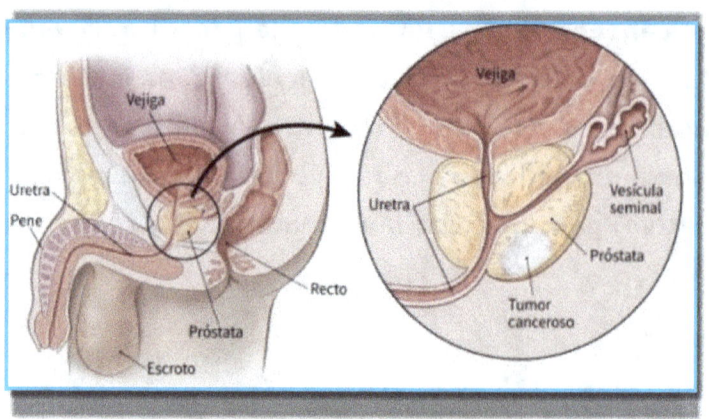

Abstención terapéutica.

Consiste en una estrecha vigilancia del paciente durante la progresión de la enfermedad, hasta llegar a un punto en el que se instaura el tratamiento, generalmente paliativo, como la hormonoterapia. Esta pauta puede ofrecerse a pacientes con tumores de bajo grado y escaso volumen, asintomáticos, con una expectativa de vida inferior a los 10 años, o a aquellos pacientes que no acepten los posibles efectos secundarios de los tratamientos.

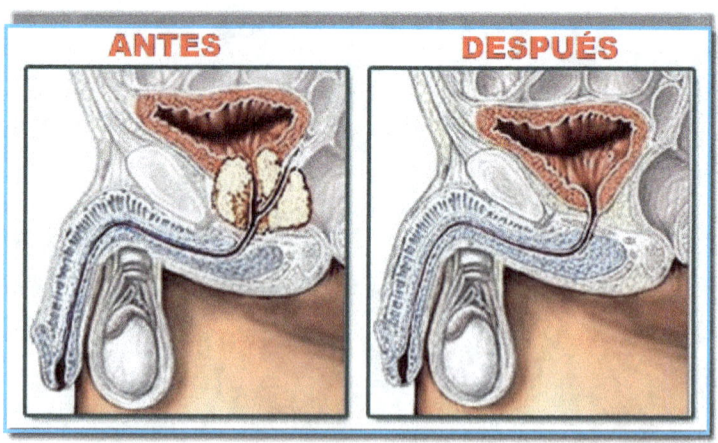

Prostatectomía robótica o laparoscópica.

Este tipo de cirugía es posiblemente mucho menos invasiva que una prostatectomía radical y puede acortar el tiempo de recuperación. Se insertan una cámara e instrumentos a través de incisiones pequeñas en "ojo de cerradura" en el abdomen del paciente. Luego, el cirujano dirige los instrumentos robóticos para extirpar la glándula prostática y cierto tejido sano circundante. Es comparable con la prostatectomía abierta y radical
Dónde se quita la próstata y las glándulas seminales.

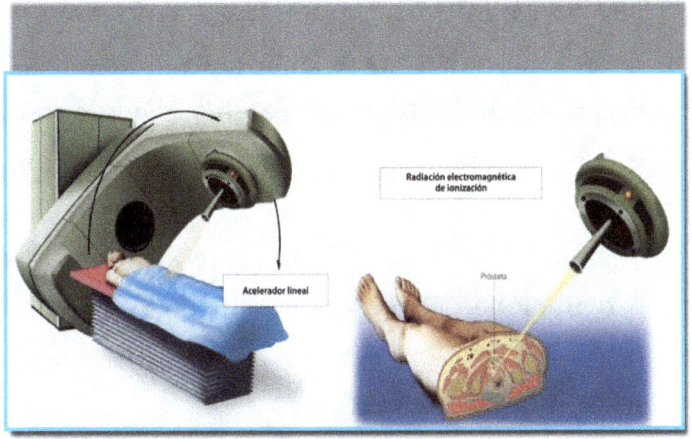

Radioterapia externa.

La radioterapia externa es un tratamiento radical alternativo a la prostatectomía radical, y su resultado es mejor si se combina con el bloqueo androgénico, ya que los andrógenos influyen en la progresión del cáncer de próstata.

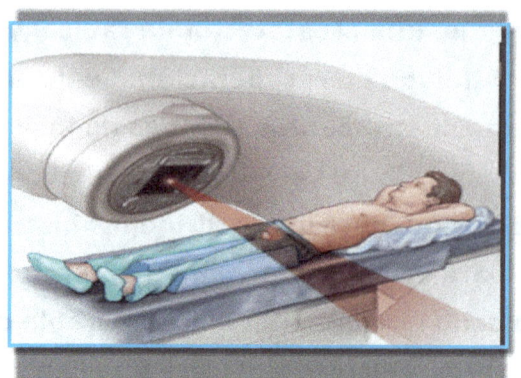

Terapia de protones.

También denominada terapia con haz de protones, es un tipo de radioterapia con haz externo que usa protones en lugar de rayos X. Con alta potencia, los protones pueden destruir las células cancerosas. La investigación actual no ha demostrado que la terapia de protones proporcione ningún beneficio más a los hombres con cáncer de próstata que la radioterapia tradicional. También es más costosa.

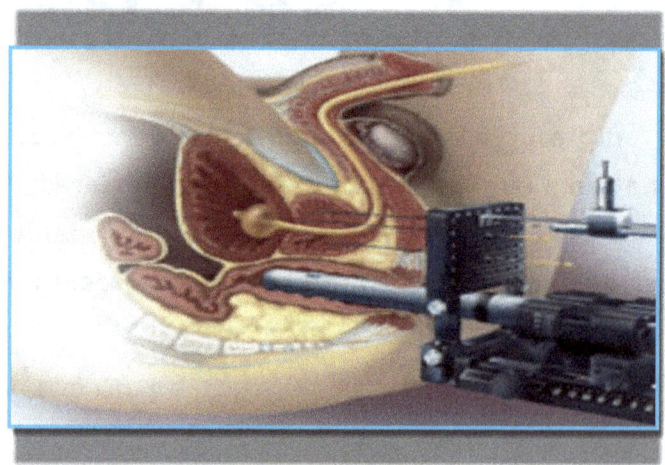

Braquiterapia.

Es un tipo especial de radioterapia en la que se implantan dentro de la próstata semillas radiactivas, que se controlan ecográficamente. La ventaja de esta técnica frente a la radioterapia externa es que se pueden emplear dosis muy altas de radiación localizada sobre el tumor, y disminuyen las posibilidades de dañar a los tejidos sanos que lo rodean. La braquiterapia es válida en los tumores en estadios bajos, como T1 y T2, con resultados parecidos a los obtenidos mediante cirugía.

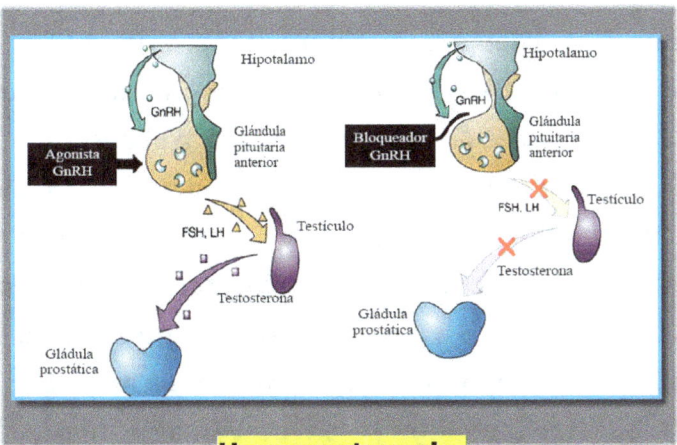

Hormonoterapia.

La supresión hormonal puede frenar el crecimiento de las células del adenocarcinoma prostático que tienen algún tipo de dependencia hormonal. Para esto se utilizan distintas fórmulas:

Castración – Estrógenos – Progestágenos - Agonistas de la hormona liberadora de hormonas sexuales - Bloqueadores de los andrógenos. La quimioterapia. No es muy efectiva en el adenocarcinoma prostático.

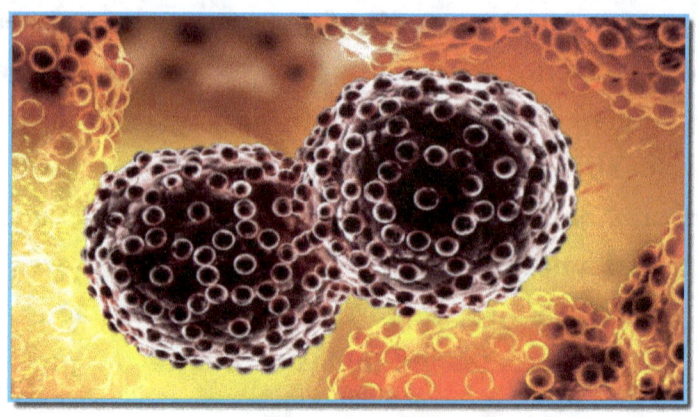

Terapia con vacunas.

La inmunoterapia está diseñada para estimular las defensas naturales del cuerpo para combatir el cáncer. Utiliza materiales producidos por el cuerpo o fabricados en un laboratorio para mejorar, dirigir o restaurar la función del sistema inmunitario. Se extrae sangre del paciente en un proceso denominado leucoforesis. Se separan células inmunitarias especiales de la sangre del paciente, se modifican en el laboratorio y luego se devuelven al paciente. En este momento, el sistema inmunitario del paciente puede reconocer y destruir las células del cáncer de próstata.

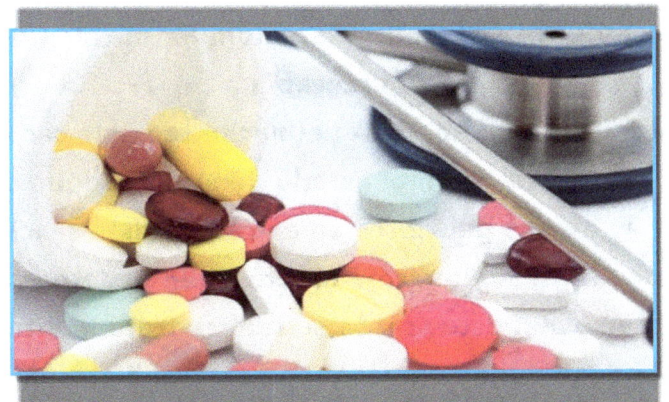

Efectos secundarios del tratamiento hormonal.

Disminución de la libido – Impotencia – Sofocos - Aumento de las mamas -Aumento de peso - Pérdida de masa muscular - Pérdida de pelo - Disminución de la masa ósea (osteoporosis) - Anemia - Variaciones lipídicas – Hiperglucemia - Hipertensión - Alteraciones emocionales y mentales - Cambio de carácter - Depresión y ansiedad.

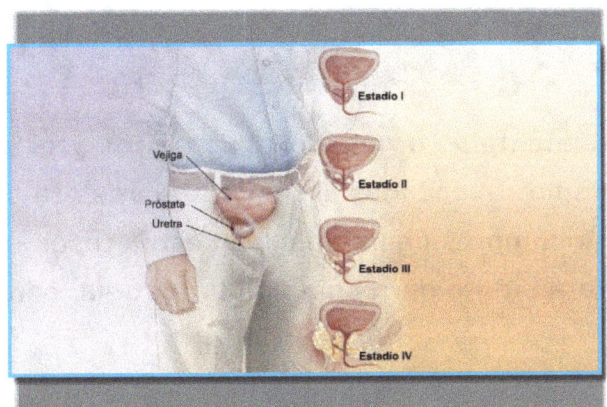

Tratamiento por estadios del cáncer de próstata.

Estadio T1a: no se precisa tratamiento, aunque en algunos casos se plantea en los pacientes menores de 60 años con una elevada esperanza de vida.

Estadio T1b- T2c: prostatectomía radical, +/- radioterapia.

Estadio T3a en adelante: el paciente suele ser un hombre mayor con mal estado general, aunque cada vez hay menos pacientes en estos estadios gracias a los avances en los tratamientos y en la detección precoz. En estos casos se realiza tratamiento hormonal, aunque a veces se usa la radioterapia a modo paliativo en las metástasis que producen dolor.

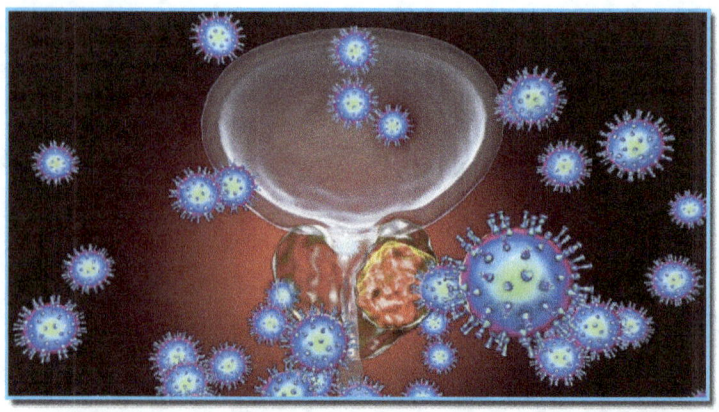

Tratamiento de urgencia del cáncer de próstata.
En estadios avanzados el cáncer de próstata puede producir compresión medular; en estos casos se hará tratamiento hormonal y neurocirugía, para descomprimir.

LOS 9 COMPONENTES PARA LA VIDA EN NATUROPATIA.

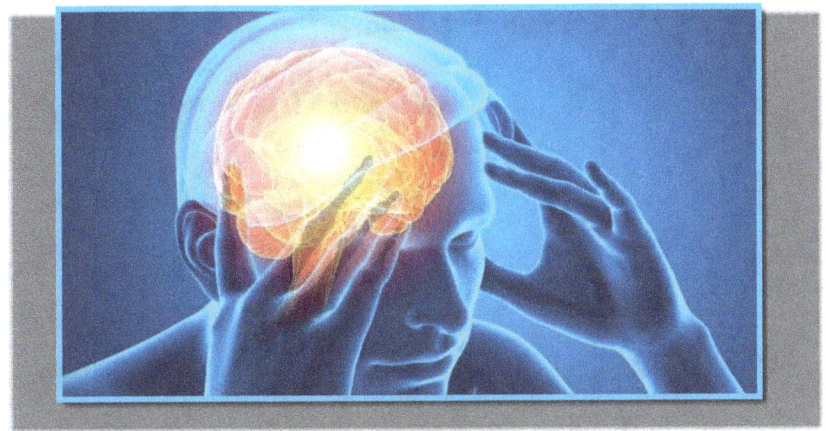

==Causas del cáncer de próstata según mi experiencia como Naturopata.==

En el 93 % de los casos se debe a una o varias combinaciones de: 1. ==Trauma Emocional== Neuropsicológico en donde está implicado conflictos de: "Sentir que debe ser más competente con su mujer" (probablemente más joven). O "Quiero hacer el acto sexual, pero no puedo". 2. Sistema orgánico totalmente acidificado. 3. Infecciones Traumáticas. 4. El hongo Cándida Albicans, que es oportunista y crece de manera exagerada en las personas acidificadas producto de una muy mala combinación de alimentos que por una parte no pertenecen a su grupo sanguíneo y por otra parte están llenos de azucares y harinas refinadas.

Los 9 componentes están basados en las 9 corrientes más esenciales con respecto a las medicinas alternativas de la salud y que han sanado a millones de pacientes en todo el mundo desde enfermedades sin diagnostico hasta el cáncer e inclusive en su etapa "terminal" durante décadas de seguimiento y estudio en lo personal, y estás consisten en las siguientes ramas:

1   Sistemas de Energías – Acupuntura – Auriculopuntura y 6 Puntos Esenciales.

2   Homeopatía – Fitoterapia – Hidroterapia – Helioterapia – Fisioterapia.

3   Alimentos Según Su Grupo Sanguíneo – Síndrome de Sangre Densa.

4   Alcalinidad (Vida) – Acides (Muerte).

5   Simoncini El Cáncer y La Cándida Albicans.

6   Guía de un Nuevo Estilo De Vida.

7   Metabolismo Pasivo y Excitado - Limpieza de Hígado.

8   Hamer y La Nueva Medicina -- DIOS Las 3 A y Las 3 P – Auto Sugestión (El Estrés es Mi Amigo, Voy a Pasear, Porque DIOS Es Mi Fuerza... Pondré Carácter) y La Oración.

9   Principales Dolencias y Modo De Ataque...

SISTEMAS DE ENERGÍAS – ACUPUNTURA – AURICULOPUNTURA Y 6 PUNTOS EXCENCIALES...

La acupuntura es una técnica que forma parte de la medicina tradicional china que existe desde hace más de 2,500 años. Consiste en la inserción y la manipulación de agujas en el cuerpo con el objetivo de restaurar la salud y el bienestar en el paciente. El 16 de noviembre de 2010, la Unesco declaró la acupuntura y la moxibustión china como Patrimonio Cultural Inmaterial de la Humanidad.

La Organización Mundial de la Salud aprueba su uso para tratar las dolencias. De acuerdo a estas teorías médicas chinas, las enfermedades son producidas debido a que el flujo cíclico de la energía vital a través de los meridianos se encuentra bloqueado o desbalanceado, y las agujas son los instrumentos utilizados para estimular los puntos claves.

Existen 2.000 puntos de acupuntura conectados por 'meridianos' (canales que distribuyen la energía por el cuerpo), cada uno de los cuales se corresponde con un órgano o sistema orgánico. Los chinos conciben el mundo como un todo que se relaciona entre sí, al igual que el cuerpo humano, cuyos órganos y vísceras no funcionan aislados. La Medicina Tradicional China se basa en los zang-fu (órganos-vísceras) teniendo en cuenta todo el organismo; y los cinco elementos, basados en la idea de que no existe nada aislado e inamovible.

En total, la medicina tradicional china identifica doce canales o vías de comunicación principales que se corresponden con los órganos vitales del cuerpo humano: pulmones, intestino grueso, intestino delgado, corazón, bazo-páncreas, estomago, riñones, vejiga, sistema emocional, triple calentador, vesícula biliar, hígado, vaso de la concepción, vaso gobernante.

La medicina tradicional china distingue órganos de vísceras: los órganos difieren de las vísceras por el hecho de que la ablación o lesión masiva de las vísceras no provoca el inmediato deceso o muerte, mientras que la ablación o lesión masiva de los clasificados como órganos implica la casi inmediata muerte del individuo; de tal modo por ejemplo, el corazón está clasificado como órgano, y el estómago como víscera.

Mediante la inserción de finas agujas en puntos específicos o resonadores (llamados en chino Xue) de cada meridiano se equilibra la energía desequilibrada en el órgano que lo rige. El trastorno puede producirse por la incidencia tanto de factores externos como internos que pueden desembocar en enfermedades. La teoría tradicional china considera que la enfermedad es un desequilibrio de las dos modalidades del Yin (energía negativa) y el Yang (energía positiva).

Para llegar a un diagnóstico, aparte de un extenso interrogatorio, también se lleva a cabo una precisa observación del pulso y el aspecto general del cuerpo. Los expertos en acupuntura utilizan la pulsología como método de diagnosis: de acuerdo con este sistema, cada órgano y cada víscera tendrían una pulsación específica en tres modalidades (superficial, media y profunda).

La Organización Mundial de la Salud (OMS) reconoce a la acupuntura como complemento eficaz para un variado y amplio espectro de enfermedades, especialmente de carácter crónico. Por otra parte, este tipo de terapia implica para el paciente el poder reducir la ingesta de fármacos. Desde 1979 la OMS reconoce la acupuntura como eficaz para el tratamiento de al menos 49 enfermedades y desórdenes, lista que se ha ampliado gracias a la investigación en los años siguientes.

La glándula pituitaria y el hipotálamo son responsables de la liberación de endorfinas y neurotransmisores, hormonas naturales que funcionan como analgésicos. Por lo tanto, el proceso que comienza con el estímulo de una zona específica del cuerpo, concluye con la liberación de hormonas que mitigan el dolor. Se estima que las endorfinas son 200 veces más potentes que la morfina en cuanto a efecto analgésico, y también cumplen un papel esencial en el funcionamiento del sistema endócrino. De ahí que la acupuntura de excelentes resultados.

Otro efecto habitualmente adjudicado a la acupuntura es la regulación de la serotonina en el cerebro, neurotransmisor que juega un papel importante en el estado de ánimo y el humor, por lo que la acupuntura es también utilizada para tratar la depresión. Algunos de los efectos fisiológicos más comunes observados luego de una sesión de acupuntura son el alivio del dolor, la mejora de la circulación, la reducción de la inflamación, la disminución de espasmos musculares y un aumento de los linfocitos, lo que estimula al sistema inmunitario.

Algunos estudios han descubierto que la acupuntura es capaz de alterar la química del cerebro, influyendo en la liberación de neurotransmisores y hormonas, y modificando las funciones del sistema nervioso relacionadas con mecanismos involuntarios del organismo como el flujo sanguíneo, la presión arterial, las reacciones inmunológicas.

Otra técnica asociada a estos métodos sería por ejemplo la auriculopuntura, que es una especialidad dentro de la acupuntura. La auriculopuntura es una técnica de la medicina tradicional china milenaria al igual que la acupuntura, está se realiza en la oreja. De esta manera se regulan las funciones del organismo y se eliminan los factores patógenos. La oreja tiene la forma de un feto invertido, es decir la cabeza hacia abajo y curiosamente los puntos reflejos tienen una correspondencia casi exacta con la manifestación corporal.

La auriculoterapia es el tratamiento de las enfermedades a través de la oreja. Puede utilizarse tanto para enfermedades agudas como crónicas, permite utilizar estímulos semipermanentes y además, tiene generalmente rápidos resultados. Hay que resaltar que al ser una técnica no invasiva solo superficial no hay ningún tipo de riesgo de infecciones, los estímulos (micro esferas de acero o semillas de mijo) se dejan puestos entre 4-7 días reforzando el tratamiento en los puntos de acupuntura (oreja).

Sirve para tratar o prevenir enfermedades de todo el cuerpo y se realiza a través de la estimulación de más de 120 puntos reflejos que se encuentran en cada una de las orejas, los cuales están relacionados directamente con diversas zonas del cuerpo, órganos y funciones. Estas técnicas, basadas en el estudio meticuloso de sus efectos durante miles de años, tratan todo tipo de patologías obteniendo muy buenos resultados donde la medicina occidental fracasa.

En el año 1957 el doctor de origen alemán Gerhar Bachman explicaba con precisión la relación que existe entre la oreja y el resto del organismo humano, con citas de experiencias realizadas con sus pacientes, así como los resultados que obtuvo. En occidente, el conocimiento de la auriculo-terapia se desarrolló a partir de los años 50, en manos del Dr. Francés, Paul Nogier quien a su vez había aprendido del Dr. Gerhar Bachman. Entre los años 80 y principios de los 90, la Organización Mundial de la Salud mantuvo diversas reuniones y conferencias a fin de estandarizar los nombres de los puntos de la auriculo-terapia según las cartografías china y europeas.

Con estos estudios del doctor se lograron descubrir una serie de puntos curativos de auriculopuntura, que alcanzó un auge singular y se difundió por todo el planeta. Actualmente se conocen más de 200 puntos, entre los cuales se reconocen los de dolor, los que tienen mayor afluencia sanguínea, zonas de cambio de color, erupciones y ampollas reducidas, o escamosas o bien inflamadas, detalles que a su vez sirven de referencia para el diagnóstico, tratamiento y/o anestesia.

La auriculo-terapia puede utilizarse para el tratamiento tanto de enfermedades agudas como crónicas y, además, tiene generalmente rápidos resultados. Por el contrario, el tratamiento tiene nulo o escaso resultado después de realizar un gran esfuerzo físico o mental; por este mismo motivo, no se recomienda realizarlo a personas que tomen altas dosis de psicofármacos, tengan enfermedades hereditarias o trastornos degenerativos, esquizofrenia, depresión endógena, anemias, principios de apendicitis, enfermedades contagiosas y de transmisión sexual y, por último, enfermedades que afecten a la médula espinal.

Está contraindicada en todos los casos en que esté afectada la oreja por quemaduras, cortes, úlceras o eczemas y en los embarazos, no se deben estimular los puntos hormonalmente activos.

Los resultados más satisfactorios se han obtenido en los tratamientos siguientes:

1   Trastornos funcionales (endocrinos y orgánicos: hipo e hiperacidez, estreñimiento).

2 Dolores de cualquier causa, tipo y localización: neuralgias, dolores de parto, dolor postoperatorio, gastralgia, post-traumático.

3 Alergias: asma, fiebre del heno.

4 Hábitos tóxicos, enuresis nocturna, insomnio.

5 Adicciones (alcohol, tabaco, trastornos de la alimentación etc.)

6 Obesidad, dietas de adelgazamiento.

7 Depresión, insomnio, angustia, problemas emocionales.

8 Dolor de cabeza, migrañas.

9 Ciática, parálisis facial.

10 Trastornos ginecológicos, genitourinarios, digestivos, del tracto respiratorio, cardiovasculares etc.

11 Dolor de cervicales, lumbares, de espalda, de hombro.

12 Dolores articulares.

13 Trastornos de la visión.

14 Trastornos glandulares.

15 Disfunciones sexuales.

16 Trastornos otorrinolaringólogos.

17 Trastornos dermatológicos reumáticos.

HOMEOPATÍA – FITOTERAPIA – HIDROTERAPIA – HELIOTERAPIA – FISIOTERAPIA.

HOMEOPATÍA...

Método curativo de muchas enfermedades que se fundamenta en la aplicación de pequeñas cantidades de sustancias que, si se aplicaran en grandes proporciones a un individuo sano, producirían los mismos síntomas que se pretenden combatir. "la homeopatía considera que solo los síntomas constituyen el medio por el cual la enfermedad nos indica su agente curativo"

La homeopatía es, posiblemente, la medicina que más de moda está en los últimos tiempos. La creación de una Cátedra de Homeopatía en la Universidad de Zaragoza o la programación por parte de la UNED de tres cursos de máster en los que se enseña esta ciencia son pruebas de ello

La homeopatía es un sistema de medicina alternativa creado en 1796 por Samuel Hahnemann basado en su doctrina de «lo similar cura lo similar»: una sustancia que cause los síntomas de una enfermedad en personas sanas curará lo similar en personas enfermas.

Hahnemann creía que las causas subyacentes de las enfermedades eran fenómenos que llamó miasmas y que los remedios homeopáticos actuaban sobre ellos. Estos son preparados por diluciones sucesivas de la sustancia elegida en alcohol o agua destilada. Los homeópatas seleccionan los remedios consultando libros de referencia conocidos como repertorios y considerando la totalidad de los síntomas de los pacientes, rasgos de personalidad, estado físico y psicológico e historia de vida.

Los homeópatas afirman que Hipócrates pudo haber originado la homeopatía alrededor del año 400 a. C. cuando prescribió una pequeña dosis de raíz de mandrágora para tratar la manía, sabiendo que la produce en dosis mucho más grandes. En el siglo XVI, el pionero de la farmacología Paracelso declaró que pequeñas dosis de "lo que enferma al hombre también lo cura".

Samuel Hahnemann (1755-1843) le dio su nombre a la homeopatía y expandió sus principios a finales del siglo XVIII. En ese tiempo, la medicina dominante usaba métodos como la sangría y la purgación, y administraba complejas mezclas, como la triaca veneciana, que estaba compuesta por 64 sustancias, incluido el opio, la mirra y la carne de víbora. Estos tratamientos a menudo empeoraban los síntomas y a veces resultaban letales.

Hahnemann rechazó estas prácticas, que habían sido elogiadas por siglos, como irracionales y desaconsejables; en su lugar, defendía el uso de medicamentos únicos a dosis más pequeñas y sostenía una opinión inmaterial y vitalista sobre cómo funcionan los organismos vivos, pues creía que las enfermedades tenían causas psíquicas, además de físicas.

Por ejemplo las obras científicas posteriores demostraron que la quina cura la malaria porque contiene quinina, sustancia que mata al parásito causante de la enfermedad (Plasmodium falciparum).

Ventajas del medicamento homeopático...

1 Eficacia total comprobada a lo largo de millones de tratamientos.

2 Sustancias naturales.

3 Medicamentos carentes de agresividad farmacológica, es decir, no presentan efectos secundarios.

4 No presentan contraindicaciones.

5 Aptos para todo tipo de pacientes: Embarazadas, Lactantes, Niños, Ancianos, Diabéticos, etc...

ELABORACION DEL MEDICAMENTO HOMEOPATICO...

Los medicamentos homeopáticos se elaboran con sustancias de origen vegetal, animal y mineral y su fabricación se realiza en varias etapas perfectamente delimitadas y definidas.

El estado y la calidad del material utilizado, así como la supervisión del personal, garantizan el respeto riguroso de las prácticas de buena fabricación.

Sea cual sea el origen de la sustancia a utilizar, lo primero que debe obtenerse, para homeopatizar una sustancia, es la llamada TINTURA MADRE. A partir de esta TM se van a obtener las distintas diluciones homeopáticas.

FITOTERAPIA...

La fitoterapia (del griego fyton, planta, vegetal y therapeia, terapia), conocida también como herbolaria (del latín herba, hierba), es el uso de plantas naturales o de sustancias vegetales para el tratamiento de una amplia variedad de síntomas, enfermedades y la mejoría de las funciones de los órganos y sistemas corporales. Forma parte de otros sistemas completos de atención a la salud, englobados en la denominada medicina alternativa, tales como la Naturopatía, la medicina tradicional china y el Ayurveda (antiguo sistema de medicina tradicional originado en la India).

Muchos preparados naturales utilizados en la fitoterapia contienen el mismo principio activo que los usados en la medicina convencional, que constituyen muchas veces los ingredientes primarios utilizados por laboratorios farmacéuticos como punto de partida en el desarrollo de formas comerciales que serán patentadas para su uso terapéutico.

Por ejemplo, la mayor parte de los medicamentos que se han venido empleando en el campo de la Oncología han sido obtenidos de la naturaleza, a partir de bacterias, hongos, plantas, minerales o, incluso, animales. Los fitofármacos, por su parte, incluyen aquellos extractos estandarizados producidos a partir de la totalidad de una planta o de sus partes u órganos. Además de plantas, se utilizan ciertas algas.

La OMS define las plantas medicinales como: "la planta que en uno o más de sus órganos contiene sustancias que pueden ser utilizadas con fines terapéuticos."

VENTAJAS DE LAS PLANTAS...

Algunos puntos a favor del uso de las plantas medicinales y que, sin desmerecer los medicamentos convencionales, pueden ser tenidos en cuenta como argumentos para sopesar en determinadas situaciones que afecten a la salud:

* **Reparación global del organismo:** las hierbas ejercen una acción global sobre el organismo más efectivo que los medicamentos a causa, básicamente, de la interacción entre sus diferentes principios activos.

* **Un mayor efecto preventivo:** las hierbas tienden a estimular la acción de protección y regulación de las funciones defensivas del organismo, preparándolo contra el ataque de posibles agentes externos.

* **Menores efectos secundarios:** probadas durante milenios, muchas veces el efecto de las hierbas medicinales puede ser más suave o progresivo que el obtenido con determinados medicamentos, con el aliciente de que conllevará escasos riesgos de efectos secundarios o secuelas.

* **Efecto más duradero:** debido a su mejor tolerancia, los tratamientos con plantas medicinales por regla general pueden tomarse durante periodos largos.

* **Acción polivalente:** a diferencia de los medicamentos, que son prescritos para una dolencia muy específica, las hierbas, a causa de sus múltiples propiedades, pueden actuar sobre diferentes dolencias al mismo tiempo.

* **Complemento seguro:** las plantas, además, pueden servir de complemento a tratamientos con medicamentos convencionales.

HIDROTERAPIA...

La Hidroterapia es la utilización del agua como agente terapéutico, en cualquier forma, estado o temperatura. Es una disciplina que se engloba dentro de las ramas como la Naturopatía, Talasoterapia, balneoterapia, fisioterapia y medicina (hidrología médica) y se define como el arte y la ciencia de la prevención del tratamiento de enfermedades y lesiones por medio del agua.

En sus múltiples y variadas posibilidades (piscinas, chorros, baños, vahos...) la hidroterapia es una valiosa herramienta para el tratamiento de muchos cuadros patológicos, como traumatismos, enfermedades reumáticas, enfermedades digestivas, respiratorias o neurológicas.

Beneficios...

1 Alivio y relajación muscular. También atenúa el dolor de espalda, articulaciones.

2 Disminución del dolor general debido a la calidez y presión que ejerce los diferentes chorros de agua sobre las zonas del cuerpo.

3 La gravedad es contrarrestada por la flotabilidad, facilitando el movimiento y así, la ejercitación.

4 Aumento muscular, incremento de la fuerza y la resistencia debido a la mayor resistencia en el agua.

5 Disminuye la inflamación, debido a la presión hidrostática.

6 Mejora el equilibrio y la estabilidad.

7 Disfrute y confianza para moverse mejor.

8 Combate el insomnio y el estrés, ayuda efectivamente al sueño natural, relajando el cuerpo y descansando, permitiendo un sueño más profundo y reparador.

9 La acción del calor acompañado de un masaje con chorros de agua y aire ayuda al flujo sanguíneo a circular con más facilidad aliviando cefaleas tensionales, el dolor de las zonas del cuello, hombro, lumbares...

10 El calor húmedo asociado a la hidroterapia es a menudo beneficioso para aquellos que padecen

enfermedades respiratorias como la bronquitis, congestiones, asma.

Los Centros Especializados en el Mundo de la Hidroterapia son:

1 **Balnearios:** lugar habilitado para el tratamiento de afecciones en cuya base se asienta este tratamiento a través de aguas termales mineromedicinales, estando siempre situado en el lugar de emanación del manantial.

2 **Spa:** siglas de "Salutem Per Aquam" o "salud a través del agua"; son lugares habilitados para el tratamiento de afecciones con aguas que no mineromedicinal ni termal. No obstante pueden añadirse otros componentes que mejoren el tratamiento estético o de relajación.

3 **Centros de talasoterapia:** variante de la hidroterapia que basa sus aplicaciones terapéuticas en el agua marina y sus componentes (algas, arena y otros).

En la hidroterapia o terapia física acuática los pacientes son gentilmente tratados con agua en diferentes modalidades y técnicas como lo son:

La hidroterapia ha sido utilizada por décadas como parte de un tratamiento integral en el caso de diversas afecciones de salud, desde casos de artritis severa hasta terapias post quirúrgicas de rodilla o cadera.

Una gran labor de la hidroterapia la vemos en el tratamiento de la fibromialgia, donde los síntomas o manifestaciones clínicas incluyen molestias corporal generalizada, dolor, trastornos del sueño, fatiga, ansiedad, son mejorados a gran escala con el uso terapéutico del agua.

En pacientes con limitación de movimiento ya sea por parálisis o por dolor, este tipo de terapia ayuda al paciente a mejorar su condición, al igual que en casos donde el músculo sufre de alguna lesión o enfermedad. La inmersión del paciente en el agua colabora en la recuperación de múltiples condiciones.

Hidroterapia Química.

Consiste en utilizar el agua junto a sustancias químicas, añadidas o propias del agua, para conseguir un objetivo distinto en el tratamiento. Los tipos de agua que hay son:

Agua clorurada: ingerida, estimula las funciones orgánicas. Si además está caliente, produce sedación y relajación muscular.

Agua sulfatada: ingerida, tiene efectos laxantes y diuréticos. Aplicada sobre la piel, aporta beneficios a los sistemas respiratorio y locomotor.

Agua ferruginosa: para tratar casos de anemia y enfermedades de la piel.

Agua sulfurosa: sirve para tratar afecciones articulares y respiratorias o inflamaciones alérgicas.

HELIOTERAPIA...

La acción terapéutica de la radiación solar es conocida como helioterapia. Practicados con moderación, los baños de sol son utilizados desde épocas remotas para combatir y tratar diversas enfermedades y para mantener el buen estado de salud general. Estos se pueden realizar en distintas zonas ambientales o climáticas, ya sea en el mar o en la montaña, y se pueden practicar tanto en invierno como en verano.

No obstante, no es recomendable que el clima en que se realiza la terapia sea demasiado cálido ni demasiado frío. Los días secos, templados y con cielo despejado son los más indicados.

Salvo excepciones (Como personas con cáncer de piel), la mayoría de las personas tiene la capacidad de adaptarse al sol, que puede tomarse en dosis pequeñas y moderadas sin necesidad de recurrir a cremas. Si se quiere disfrutar de una exposición más larga o se desea proteger las zonas más delicadas –las menos expuestas durante el resto del año - es fundamental recurrir al uso de protectores solares.

LOS EFECTOS DEL SOL...
A excepción de personas con cáncer de piel...

El sol emite diferentes tipos de radiaciones y cada una posee efectos particulares sobre la salud y el organismo:

1 *Fortalecedor óseo:* La radiación ultravioleta del tipo B (UVB) favorece la síntesis de vitamina D, la cual necesitamos para que el calcio y el fósforo se fijen en los huesos y para metabolizar los hidratos de carbono.

2 *Acción antibacterial:* Bajo la acción de las radiaciones ultravioleta muchas bacterias pierden la capacidad de reproducirse, reducen su vitalidad y mueren. Cuando nos exponemos al sol, esta

acción antibacterial se produce directamente sobre la piel. Por otra parte, existe un efecto antibiótico indirecto porque la luz solar aumenta la cantidad de células inmunitarias –glóbulos blancos- en la sangre.

3 *Antidepresivo:* **La luz del sol resulta imprescindible en la regulación de la secreción de hormonas y neurotransmisores. Por eso, cuando escasea se multiplican las probabilidades de sufrir depresión e incluso, pueden producirse desordenes del estado de ánimo.**

4 *Antiinflamatorio:* **El sol estimula la circulación sanguínea y las terminaciones nerviosas de la piel, lo que produce un efecto analgésico. Los dolores musculares, debidos a contracturas o contusiones, y las inflamaciones superficiales pueden ser aliviadas gracias a la helioterapia. Incluso la tensión arterial se reduce al dilatarse las pequeñas venas que recorren la piel.**

LA FUERZA CURATIVA DEL SOL...

Los baños de sol están indicados para combatir y tratar diversas enfermedades y desordenes. Estos son los más habituales:

1 Anemia: **El déficit de glóbulos rojos, que transportan oxígeno, es una de las indicaciones tradicionales de la helioterapia. Los rayos del sol, especialmente los tomados en la alta montaña, provocan un aumento directo de los glóbulos rojos en circulación y aceleran la**

curación si se complementa con una dieta especial o con suplementos.

2 **Trastornos Digestivos:** La cura solar puede incluirse en el tratamiento de malas digestiones, estreñimiento, falta de apetito, diarrea, cólicos y candidiasis. Los efectos positivos se deben a una mejor circulación de la sangre en los órganos relacionados con la digestión, lo que estimula la secreción de jugos gástricos y la asimilación de los nutrientes. Pero no conviene tomar baños de sol cuando hay hemorragias, inflamaciones o acidez en el estómago.

3 **Sistema Respiratorio:** Se recomiendan los baños de sol de la cintura para abajo con el fin de descongestionar los pulmones, al mismo tiempo que la persona se beneficia de las propiedades antibióticas y fortalecedoras.

4 **Osteoporosis:** Es una de las indicaciones evidentes, puesto que el sol provoca la síntesis de vitamina D y esta ayuda a fijar los minerales en los huesos. Por esta misma razón, los baños de sol, especialmente si se realizan a orillas del mar, están indicados en casos de fracturas.

5 **Diabetes:** El sol -como la dieta, el ejercicio y los baños de aire- estimula el funcionamiento del metabolismo y en consecuencia la secreción de insulina y la asimilación de los hidratos de carbono.

6 **Genitales:** Los baños de sol sobre los órganos genitales de la mujer son eficaces en la sequedad vaginal, las infecciones por hongos, las menstruaciones dolorosas y la insuficiencia en los ovarios. En el hombre, la cura solar se utiliza contra la impotencia, la erección débil y las inflamaciones de la próstata.

7 **Afecciones de la piel:** La helioterapia consigue excelentes resultados sobre ciertas clases de acné y las impurezas de la piel. En otras enfermedades más complejas, como el eccema, la psoriasis o las heridas que no cicatrizan, también está indicada como tratamiento complementario y bajo control médico. En muchos casos se recomienda combinar el sol con los baños de agua de mar y la dieta.

8 **Enfermedades renales y urinarias:** Al activar la circulación de la sangre, el sol mejora el funcionamiento de los riñones y favorece la eliminación de líquidos. Mediante la intervención sobre la asimilación de los minerales, los rayos solares pueden prevenir la reaparición de cálculos.

9 **Trastornos nerviosos:** Además de la depresión estacional, los baños de sol están indicados en la depresión leve, la falta de vitalidad, la irritabilidad y la anorexia. El tratamiento ideal de los trastornos nerviosos consiste en realizar jornadas completas de contacto con los

elementos naturales, paseando entre árboles, tomando a lo largo del día breves baños de sol, seguidos de baños de agua y sesiones de ejercicio físico. Si la terapia se realiza en grupo, los efectos beneficiosos se multiplican.

HIPERPLASIA EPIDERMICA...

Se engrosa la capa epidérmica a las 72hs de exposición y persiste semanas.

UVB: estimula la mitosis de queratinocitos y engrosamiento de estrato corneo.

Se cree que es debido a la liberación de precursores de las prostaglandinas que aumenta la síntesis de ADN de células epidérmicas.

Respuesta protectora a la exposición de UV.

Debido al bronceado e hiperplasia epidérmica hay que ir aumentando progresivamente la dosis de radiación UV.

SINTESIS DE VITAMINA D...

La radiación UVB convierte hidro colesterol de la epidermis en provitamina D3, la cual se convierte a su vez en vitamina D3 (a temperatura corporal) en dos o tres días. Funciones de la vitamina D: formación ósea, porque controla la absorción e intercambio de calcio. 15 minutos al día de exposición en manos, brazos y cara durante la primavera y el verano, entre las 9 y 16 horas es suficiente (en verano de 9 a 12hs).

FISIOTERAPIA.

La Fisioterapia es la ciencia y técnica de la salud que se sirve de agentes físicos y naturales para prevenir, tratar y rehabilitar lesiones y enfermedades.

La Fisioterapia es un conjunto de métodos y técnicas para curar y prevenir enfermedades. Así mismo, la Fisioterapia ayuda a la adaptación de personas con algún tipo de discapacidad o secuela tras una lesión o enfermedad. Este tipo de especialidad no se centra solo en la curación de personas enfermas sino que actúa también en pacientes sanos para prevenir posibles daños y lesiones.

La Fisioterapia es útil para muchas enfermedades y lesiones de tipo psicosomático, somático y orgánico afectando a enfermedades de tipo traumatológico y reumatológico (artritis, artrosis...). Podemos englobar las enfermedades tratables con Fisioterapia en:

1 Traumatología: Contracturas musculares, fracturas y traumatismos de tipo muscular.
2 Reumatología: Trastornos del aparato locomotor (artrosis, artritis...)
3 Neurología: parálisis y enfermedades degenerativas del sistema nervioso.
4 Obstetricia: Preparación al parto, post-parto...
5 Cirugía: Tanto estética como general en pre-operatorio y postoperatorio.
6 Geriatría: Enfermedades degenerativas de tipo óseo muscular
7 Otras patologías: De tipo respiratorio, cardiaco, corrección postural...

Existen numerosas técnicas en el campo de la Fisioterapia que se pueden combinar para acelerar la recuperación del paciente o prevenir patologías. Algunas de las más comunes son:

1 Crioterapia: Aplicación terapéutica de frío.
2 Termoterapia: Tratamiento con aplicación de calor.
3 Cinesiterapia: Tratamiento que utiliza el movimiento del propio cuerpo para tratar las dolencias, es una de las más comunes.
4 Electroterapia: Tratamiento mediante estimulación por corrientes eléctricas.

5 **Reflexoterapia:** Tratamiento mediante el que se ejerce presión sobre puntos concretos para estimular ciertas terminaciones nerviosas.

6 **Acupuntura:** Tratamiento que actúa sobre los meridianos o vías de energía insertando agujas.

7 **Hidroterapia:** Tratamiento mediante actividades y ejercicios acuáticos.

8 **Fototerapia:** Tratamiento que utiliza la luz con fines terapéuticos (infrarrojos o ultravioleta).

9 **Helioterapia:** Tratamiento que utiliza las radiaciones solares.

10 **Talasoterapia:** Tratamiento mediante trabajo con agua marina.

11 **Maso terapia:** Tratamiento mediante masajes terapéuticos.

12 **TENS:** Tratamiento mediante estimulación Nerviosa Transcutánea.

13 **Taping:** Tratamiento que utiliza inmovilización parcial mediante vendajes.

14 **Kinesioterapia:** Tratamiento terapéutico que permite evaluar o tratar los desequilibrios a través del tono muscular y su funcionalidad.

15 **Quiro-terapia:** tratamiento o modalidad terapéutica que basa su actuación en las articulaciones del cuerpo.

16 **Balneario terapia:** tratamiento que se realiza en balnearios con diversos procedimientos relacionados con el agua.

17 **Magnetoterapia:** tratamiento que utiliza campos magnéticos para tratar dolores musculares y procesos inflamatorios.

Evidencia:

Se han sometido a prueba los siguientes usos en humanos o animales. La seguridad y eficacia de los mismos no siempre se han demostrado. Algunas de estas afecciones son potencialmente serias y las debe evaluar un proveedor médico calificado.

Dolor.

La fisioterapia se ha utilizado para el tratamiento de dolores de muy diversa índole, incluyendo el dolor rotulo femoral, el dolor de muñeca, el postoperatorio y el dolor crónico. A pesar de que algunos resultados son contradictorios, existen ensayos que comparan los tratamientos fisioterapéuticos con los controles de placebo para el tratamiento del dolor rotulo femoral, que han revelado efectos beneficiosos en este sentido.

Asimismo, la terapia con paños calientes a temperatura moderada pueden ayudar a mitigar el dolor y los problemas de muñeca. Para emitir recomendaciones sobre su uso, resultaría interesante realizar estudios a largo plazo con mediciones normalizadas de los resultados.

Leucemia linfoblástica aguda.

Según los resultados de un número limitado de estudios, el uso combinado de la fisioterapia como programas de ejercicios en casa puede ser beneficioso para el tratamiento de niños con leucemia linfoblástica aguda. Los estiramientos o los ejercicios aeróbicos y de fortalecimiento podrían mejorar la dorsiflexión del tobillo, la capacidad de movimiento y la resistencia al extender la rodilla. Es necesario realizar más estudios al respecto.

Dolor de espalda.

A pesar de la gran cantidad de investigaciones realizadas en la rentabilidad económica de la fisioterapia y los tratamientos para el dolor de espalda (incluyendo lumbalgia crónica y aguda, dolor de espalda relacionado con el embarazo, dolor de espalda relacionado con el trabajo), faltan evidencias concluyentes de que la fisioterapia sea más eficaz que otros tratamientos o placebo.

Los ejemplos de técnicas específicas usadas incluyen programas de ejercicios en el domicilio, técnicas de movilización y extensión, ejercicio de flexión, terapia respiratoria, tecnología del calzado masai y el método McKenzie.

Existen en la bibliografía cuestiones sobre si los regímenes de fisioterapia podrían adaptarse para adecuarse al dolor de espalda individual, ya que no todos los dolores son iguales. Sin embargo, a pesar de estas afirmaciones, la evidencia sigue siendo incierta para todos los tipos de dolor de espalda. No puede obtenerse una conclusión sólida hasta que se realicen más ensayos bien diseñados.

Recuperación quirúrgica.

A menudo se usan técnicas de fisioterapia después de cirugía de derivación cardiopulmonar, cirugía abdominal y otras intervenciones quirúrgicas, así como para la prevención de complicaciones pulmonares. Varios estudios no muestran ninguna diferencia entre varios tratamientos de fisioterapia de tórax, como espirometría incentiva, respiración con presión positiva intermitente (RPPI) o ejercicios de respiración profunda.

En conjunto, es difícil comparar los resultados de los tratamientos en los diversos estudios y se necesitan estudios de calidad superior para realizar una recomendación sólida.

Daños cerebrales.

Los pacientes con lesiones cerebrales crónicas de tipo traumático a menudo presentan problemas para caminar (movimiento). Se han aplicado técnicas fisioterapéuticas como ejercicios con cintas andadoras y pesas, obteniéndose resultados contradictorios. Antes de emitir recomendaciones al respecto, es necesario realizar estudios más elaborados.

Alimentos Según su Grupo Sanguíneo. Síndrome de Sangre Densa. Alimentos o Elementos Agresores.

Lo que vas a aprender en las siguientes páginas, cambiará tu vida y la de tus seres queridos para siempre y de una forma tan precisa y segura que en unas pocas semanas sentirán los cambios en su cuerpo de una manera tan radical y distinta, que se sentirán y estarán, más jóvenes, fuertes, vigorosos, llenos de energía, vitalidad y lo más importante... Llenos de mucha salud.

Y que cuando alguna enfermedad viral o bacterial quiera entrar en su organismo, apenas si sentirán un quebranto ya que su sistema inmunológico y "ALCALINIDAD" (esto te lo enseñare más adelante) estará tan fuerte que será casi imposible de que se vuelvan a enfermar alguna vez (esto si mantienen de por vida su nueva cultura de alimentarse y vivir que les enseñaré a continuación) y por consiguiente llevarlos a vivir el promedio de los 100 años de edad.

Un investigador científico y pionero en el campo de los alimentos según los grupos sanguíneos, nominado en varias ocasiones al premio nobel de medicina, a logrado recopilar a través de muchos estudios científicos en diferentes culturas y alrededor de muchos países en el mundo. La forma y manera de clasificar los alimentos según el tipo de sangre de los seres humanos.

EL logró llevar al laboratorio la mayor cantidad de alimentos posibles en su recorrido por todo el mundo y tomo cada alimento y lo miro a través del microscopio con una muestra de sangre de los diferentes tipos que hay (4), tipo "O" – "A" – "B" y "AB" y logró observar con mucho detenimiento lo que sucedía.

El logro ver que al colocar en los diferentes tipos de sangre los diferentes tipos de alimentos, que estos presentaban características totalmente diferentes unos de otros, es decir; A) Que existía un grupo de alimentos que hacían que la sangre fuera más fluida, ligera y delgada. B) Un segundo grupo no hacia absolutamente ningún cambio en la misma. C) Mientras que un tercer grupo presentaba sorprendentemente aglutinamiento de la sangre, es decir, la volvía espesa y hasta con coagulación de la misma.

Por lo tanto logro separar los alimentos de manera muy inteligente y asombrosa en tres grupos.

1   Los alimentos que hacen que la sangre sea más fluida y menos viscosa o espesa, haciendo que la misma alimente (llevando oxigeno) de manera muy importante a todas las células del cuerpo pasando esta por los vasos capilares más delgados del cuerpo nutriéndolos, regenerando y rejuveneciendo el tejido celular de una manera sumamente vital para el organismo. Así como al mismo tiempo haciendo que el volumen minuto del corazón sea el más idóneo para el cuerpo, reduciendo así la sobre carga de trabajo que el corazón necesita cuando la sangre está espesa y muy intoxicada... Y los llamó   ALIMENTOS MUY BENEFICIOSOS.

2   Un segundo grupo de alimentos que no presentaban ni daban ningún cambio en el comportamiento sanguíneo que los llamó ALIMENTOS NEUTROS.

3   Y un tercer grupo de alimentos en el que notó que de manera muy importante presentaban aglutinamiento de la sangre, haciéndola más viscosa y espesa y de esta manera entorpeciendo su función a tal punto de que era la principal causa de envejecimiento celular prematuro y los llamó: ALIMENTOS PERJUDICIALES, NO ACONSEJABLES O ALIMENTOS "VENENO". Por lo tanto determinó después de profundos estudios que cada grupo sanguíneo tiene su patrón de alimentos indispensables y diferentes el uno del otro, es decir que los alimentos que pueden ser beneficiosos para un grupo determinado sanguíneo. Es totalmente perjudicial para otros.

1   **MUY BENEFICIOSAS:** Rejuvenecen, Adelgazan, Regeneran, Regulan el Volumen Minuto Cardíaco y Alargan la Vida.

2   **NEUTROS:** Alimentan pero No Regeneran, ni hacen nada de los que hace el Grupo 1.

3   **NO ACONSEJABLES:** Engordan, Aglutinan (espesan) La Sangre, Envenenan el Cuerpo, Sobre Cargan el Corazón, Envejecen y Degeneran el Sistema Celular.

A continuación les voy a exponer después de muchos años de estudio e investigación de mi parte, como he logrado resumir en grandes rasgos los alimentos según cada grupo sanguíneo.

Esto lo logré gracias a Dios en decenas de miles de pacientes que he visto en más de 43 años de consulta y seguimiento continuo, que con mucha labor y ahínco llevé a cabo en el estudio profundo de cada alimento en cada grupo sanguíneo. Por ello es de suma importancia cada región, país y sus costumbres.

Por ejemplo en el caso de Venezuela existe la costumbre da la llamada harina pre cocida o "harina pan", que se consume en grandes proporciones en los hogares venezolanos desde hace más de 70 años, y me di cuenta de que las generaciones sub siguientes al consumo continuo de ciertos alimentos que en principio son del grupo de los perjudiciales, el organismo se va adaptando al mismo para sobre vivir y los convierte de alimentos PERJUDICIALES a alimentos NEUTROS, con baja toxicidad, dependiendo del grado de generaciones que se hayan cruzado.

Otros ejemplos serían: México el Chile (picante), Panamá Las Frituras, Brasil La Feijolada (frijoles negros), Colombia la papa, España El Vino, etc.

Otra cosa que aprendí inequívocamente a través de tantos años de seguimiento, practica y estudios, es que; existen en el mercado "alimentos" industrializados que le venden a los consumidores con el fin de adelgazarlos o "nutrirlos" sustituyendo algunas de las principales comidas por un batido, que entre otras cosas, mal combinando, carbohidratos refinados e industrializados con proteínas procesadas (combinación altamente perjudicial, de la cual hablaremos en el tema de alcalinidad vida – acidificación y muerte).

Que los "adelgaza" pero secándolos al mismo tiempo, ya que la pérdida de colágeno es progresiva, y lo peor de todo es que después del paciente haber gastado fortunas en estos "alimentos" vuelven a engordar a menos que sigan el régimen de "productos", cosa que jamás ocurrirá con Los Alimentos Según su Grupo Sanguíneo.

Existen básicamente tres tipos diferentes de batidos de proteína dependiendo de la fuente de donde se obtengan esas proteínas, que bien puede ser del suero de la leche (veneno para el grupo O – A - AB), la clara del huevo o la soja (veneno para otros grupos). No tiene el consumidor la más mínima idea de cómo está envenenado su cuerpo (acidificándolo) con estas bebidas que los mantienen "lleno" pero que lejos de nutrir el sistema inmunológico, lo que lo está es hundiendo en un final que siempre los termina llevando a la consulta.

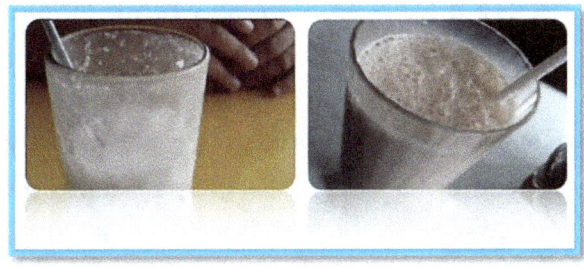

Investigadores científicos de la Universidad de California en San Francisco estudiaron a 9.000 mujeres y encontraron que las que consumían estos productos tenían cerca de cuatro veces más posibilidades de fracturas de caderas, cáncer, entre otras cosas, que aquellas que no consumían estos "alimentos".

Una dieta desequilibrada ya que es un mismo "alimento" para todos por igual... "Y nadie es igual a otro", sobre todo en su Grupo Sanguíneo" alta en proteínas, como las provenientes de los batidos, contribuirá directamente a tener huesos frágiles u osteoporosis entre otras afecciones graves que tendrá a mediano o corto plazo, más propensos en unos que otros, dependiendo de su vitalidad y grupo sanguíneo.

"Consumir estos "alimentos" artificiales y altamente perjudiciales es como fumar
Y decir... A mí no me hace daño"

Hay que tener en cuenta que según las diferentes culturas alimenticias que les indicaré para cada grupo sanguíneo en especial, también existen las personas que son "secretoras" y las "no secretoras".

SECRETORAS. Una persona es secretora, independientemente de su grupo sanguíneo. Es cuando los antígenos de su grupo sanguíneo están presentes tanto en su sangre como en sus fluidos corporales y secreciones, como la saliva, el mucus intestinal o de las cavidades respiratorias, el semen, etc.

NO SECRETORAS. Un no-secretor, no segrega el antígeno de su grupo en sus fluidos sino solamente en su sangre.

Muchas características metabólicas como la intolerancia a los carbohidratos o susceptibilidades inmunológicas están genéticamente conectadas con el subtipo secretor. Se supone una cierta desventaja en comparación con los "Secretores", ya que éstos, al segregar el antígeno de su grupo sanguíneo en su saliva y el mucus intestinal disponen de una protección "extra" ante ciertos microorganismos y lectinas de algunos alimentos.

Otra ventaja adicional de los secretores es que son capaces de mantener más estable un ecosistema de bífido bacterias intestinales adecuadas para su grupo. La mayoría de estas bífidas bacterias utilizan su grupo sanguíneo como fuente de alimento preferente, y ya que los secretores disponen de un volumen sanguíneo superior en el mucus intestinal, sus bacterias se benefician de un aporte de alimento más constante.

Aproximadamente, un 80% de la población mundial son "Secretoras". Mientras que un 20 % son No Secretoras. Por ello es importante repetirles que la siguiente lista de alimentos según su grupo sanguíneo ha sido adaptada para corregir estas desavenencias a la hora de ir al supermercado hacer las compras. Y algo de lo cual seré muy enfático... No metas ningún alimento fuera de tu grupo sanguíneo en el carrito del súper a la hora de hacer el mercado para ti.

Porque la pregunta... No Será... Porque lo comí... La Pregunta Será... Porqué lo Compré...

Con esta nueva cultura de alimentarse usted podrá comer todo lo que le dé la gana y las veces que usted quiera comer, siempre y cuando esté en el rango de los alimentos indicados según su grupo sanguíneo como lo son los Aconsejables y los Neutros, pero jamás los "Venenos". Usted no solo obtendrá el peso adecuado de manera rápida y progresiva, sino que llegará una fecha en que no descompensará más ya que en ese momento usted habrá llegado a su peso natural ideal y puede seguir comiendo las veces que quiera en el día y <u>NO</u> volverá a engordar o adelgazar más nunca en su vida...

Es por esta y otras razones que verán en el transcurso del contenido de este Libro, que he logrado con éxito en mi consulta erradicar enfermedades de un cuerpo enfermo y curar pacientes que van desde una simple obesidad, hasta cáncer de cualquier tipo y gracias a *DIOS* en más de 45 años de experiencia a menos que sea por causas naturales, JAMÁS HE PERDIDO A UN PACIENTE.

Síndrome de Sangre Espesa.

Con una sangre de densidad normal, donde en una escala del 1 al 10 digamos que densidad 1 es el agua y densidad 10 es lo solido; la sangre debería estar ubicada en el rango de densidad 3 para que sea una sangre muy fluida en el torrente sanguíneo, es decir que la sangre una vez bombeada por el corazón y siendo de liviana densidad, pueda entonces circular de manera fluida a través de los más pequeños vasos capilares del sistema circulatorio para que de esta manera el cuerpo pueda hacer su trabajo metabólico de alimentación y limpieza, tomando en cuenta que el volumen minuto cardiaco es de 7 litros por minuto de bombeo.

Cuando la sangre es más espesa de lo normal, el corazón simplemente se estresa teniendo que bombear una sangre más espesa tratando de mantener la cantidad de volumen minuto que el cuerpo necesita para subsistir (7 litros por minuto) y esto trae como consecuencia que no solamente se vaya reduciendo el volumen minuto cardiaco, sino que el cuerpo comienza a perder su capacidad regenerativa Limpieza – Alimentación y por consiguiente a degenerarse y a enfermar.

Ya que entre tantas cosas el cuerpo comienza a recibir menos cantidad de oxigeno porque que si se reduce la cantidad de sangre por minuto, también se reduce la cantidad de transportación de oxígeno. El cuerpo comienza a acidificarse y a morir lentamente o bruscamente dependiendo de la condición genética de cada quien. Es por ello la importantísima y vital importancia que tiene comer según su grupo sanguíneo entre otras cosas.

Alimentos o Elementos Agresores.
Como Identificar los "Alimentos Agresores".
Bromuro, Mercurio, Aluminio, Flúor, Benzoatos.

BUSCANDO ALIMENTOS o ELEMENTOS AGRESORES.

Estos alimentos elementos agresores, son alimentos que aunque puedan consumirse según su grupo sanguíneo, ya su organismo por razones de súper vivencia determinó que lo dañan y por tal motivo los rechazan, así como elementos de tipo ambiental o psicológico y se identificaran, según el siguiente método.

1 INFORME de COMIDAS y EVENTOS. Debe anotar EN UN CUADERNO todos los alimentos comidas, bebidas que consuma en el día, así como eventos fuera de lo común como por ejemplo, discusiones, personas, lugares, temperaturas, ambientes, ventiladores, altura, olores, etc. y anotarlos diariamente en un cuaderno.

2 En el momento que se noten o hagan más fuertes sus síntomas, usted buscara en el cuaderno que

fue lo último que comió antes de que sus síntomas empeoraran o que evento se presentó y remarcar esa área del cuaderno y tratar de buscar entre esa última comida que alimento evento inusual ingirió o se presentó. Una vez ubicado este alimento o evento deberá sacarlo de su alimentación de por vida, o evitarlo en el caso de que fuere un evento.

3 Durante el periodo de tranquilidad, es decir sin tomas fuertes. Verificaremos el alimento o elemento agresor. Usted comerá ese día de manera algo abundante el alimento que ubicó como alimento agresor, o intentara simular el evento sospechoso y si los síntomas empeoran antes de 24 horas, entonces habremos verificado el alimento o evento agresor y una vez verificado, se eliminara de por vida de sus comidas, o evitarlo en el caso de que fuere un evento.

Si el alimento o elemento que se verifico no presentó síntomas. Quiere decir que usted no logró acertar en la identificación del alimento en la comida que consumió en esa ocasión o evento de ese día. Entonces deberá ir al cuaderno donde remarcó y verificar otro alimento o evento sospechoso de ese día y repetir los pasos anteriores hasta encontrarlo. Ya que el metabolismo y el subconsciente del cuerpo trabajan de manera desconocida por el hombre hasta el momento... A veces es el alimento o

ALIMENTOS SEGÚN SU GRUPO SANGUÍNEO – SÍNDROME DE SANGRE DENSA.

Te recomiendo adquirir tú Guía de Alimentos Según tú Grupo Sanguíneo donde podrás encontrar cientos de alimentos que te regenerarán tú cuerpo, al igual que tendrás los ciento de alimentos que perjudican el acto regenerativo de ese problema que te aqueja...
Visita nuestra página

fundaciondeterapeutas.com y ahí te va a redirigir a la cuenta en donde la podrás obtener...

GRUPOS SANGUINEOS.
Tipo A - Tipo B - Tipo AB - Tipo O.

Características principales del Grupo A.

Es el más fuerte intelectualmente de todos los grupo, pero eso es precisamente su peor enemigo ya que piensan constantemente hasta el punto en que restan horas de sueño para pensar y pensar, sufren constantemente de depresión retenida ya que en su forma de pensar quieren cambiar al mundo y cuando después de pensar tanto, pisan en la realidad y perciben que todas las cosas no les salen como habían planeado, entonces se deprimen y empiezan a retener y eso los lleva por lo general a llorar a escondidas cuando nadie les ve, por lo tanto su peor enemigo es su mente. Son físicamente muy delicados.

Enemigo alimenticio son los que provengan de la vaca (leche y carne de res), gluten, bananas de cualquier tipo, cerdo y charcutería.

Su mejor alimentación se basa en los vegetales y carnes blancas permitidas. Sus ejercicios deben centrarse en los de desarrollo lento y recreativo como relajación, estiramientos, bicicleta, natación, senderismo de montaña ligera, excursiones a paso normal. La meditación les sienta muy bien.

Características principales del Grupo B.

Su sistema inmunológico es el más fuerte de todos, realmente es muy fuerte. Son físicamente normalmente fuertes.

Sus peores enemigos alimenticios son: los minerales que contiene el agua, el pollo, la gallina, el tomate, el cerdo y la charcutería.

Su mejor alimentación se basa en quesos frescos no salados. Sus ejercicios deben centrarse en los de desarrollo y ejercicio físico moderado con el mental (ejercicios aeróbicos suaves, bicicleta de paseo, natación, tenis, caminatas a paso lento, pero principalmente ejercicios de relajación).

Características principales del grupo AB

Su desarrollo en el ámbito espiritual es mi fuerte (según estudios antropológicos se dice que llevan la sangre de Jesús Cristo) en su desarrollo y afinidad en ayudar, basado en los sentimiento espirituales son difíciles de superar.

Sus peores enemigos alimenticios son: pollo, carne de res, cerdo, harina de maíz o maíz blanco o amarillo, todo lo que venga de la industria... alejarse de la charcutería.

Su mejor alimentación se basa en pescados, vegetales, pescados, frutas, cordero, ovejo, chivo, cabra. Sus ejercicios deben centrarse en los de ejercicios suaves. Pueden elegir actividades físicas relajantes que exijan sólo esfuerzos moderados. Los ejercicios de meditación y relajación son los más adecuados, ejercicios de estiramientos, y deben combinarlos con actividades físicas moderadas (ciclismo, caminatas y tenis).

Características principales del Grupo O.

Son extremadamente fuertes en lo que respecta a la parte física, son realmente incansables en el trabajo, es tanto así que prefieren estar arrancando monte en la casa antes que estar sin hacer nada.

El Grupo O tiene que estar en constante actividad física ya que sus músculos debes estar ligeramente ácidos por encima y en relación a los demás grupos sanguíneos, debido a la misma acción constante del ejercicio muscular que efectúan, es tan así que una persona de este grupo sanguíneo no puede estar metida en un cuarto porque literalmente se enferma.

Sus peores enemigos alimenticios son: productos lácteos provenientes de la leche de la vaca, gluten, café, cerdo, charcutería.

Su mejor alimentación se basa en pescados, vegetales y carne de res. El organismo del grupo sanguíneo O tiene una reacción contra estrés con recursos corporales agresivos. Así que este grupo sanguíneo O tiene que transformar el estrés, con actividad corporal para sentirse bien y encontrar bienestar.

Este grupo está predestinado para deportes duros que son muy aprovechados por el cuerpo para la disminución de peso. Con cada sección de deporte hay que iniciar con ejercicios ligeros, después ir aumentando.

Es decir que para personas del Grupo Sanguíneo O el mejor remedio contra el agotamiento y contra depresión es la actividad física intensa.

Alcalinidad (Vida)

Acidez... Cáncer - Muerte.

¿Sabías que en 1931 Otto Warburg recibió el Premio Nobel por descubrir La Causa Primaria del Cáncer y de todas las enfermedades?

Según Warburg:

"La falta de oxígeno y la acidosis son las dos caras de una misma moneda: cuando usted tiene uno, usted tiene el otro. Las substancias ácidas rechazan el oxígeno; en cambio, las substancias alcalinas atraen el oxígeno". O sea que, un entorno acido, es un entorno sin oxígeno... y el afirmaba que:

"Privar a una célula de 35% de su oxígeno durante 48 horas puede convertirlas en cancerosas."

"Todas las células normales tienen un requisito absoluto para el oxígeno, pero las células cancerosas pueden vivir sin oxígeno - una regla sin excepción"

"Los tejidos cancerosos son tejidos ácidos, mientras que los sanos son tejidos alcalinos."

Este científico logra demostrar que el cáncer es la consecuencia de una alimentación anti fisiológica y un estilo de vida anti fisiológico...

Por qué?..

Porque una alimentación anti fisiológica (dieta basada en alimentos acidificantes y sedentarismo), crea en nuestro organismo un entorno de ACIDEZ y la

ACIDEZ, a su vez EXPULSA el OXÍGENO DE LAS CÉLULAS...

En su obra "El metabolismo de los tumores" Warburg demostró que

Todas las formas de cáncer se caracterizan por dos condiciones básicas:

1 la acidosis.
2 la hipoxia (falta de oxígeno).

También descubrió que las células cancerosas son anaerobias (no respiran oxígeno) y **NO PUEDEN** sobrevivir en presencia de altos niveles de oxígeno. En cambio, sobreviven gracias a la **GLUCOSA** siempre y cuando el entorno esté libre de oxígeno.

Por lo tanto, el cáncer no sería nada más que un mecanismo de defensa que tienen ciertas células del organismo para continuar con vida en un entorno ácido y carente de oxigeno...

Resumiendo:

1 **CÉLULAS SANAS** viven en un entorno alcalino, y oxigenado, lo cual permite su normal funcionamiento.

2 **CÉLULAS ENFERMAS O CANCEROSAS** viven en un ambiente extremadamente ácido y carente de oxígeno.

Una vez finalizado el proceso de la digestión, los alimentos de acuerdo a la calidad de proteínas, hidratos de carbono, grasas, minerales y vitaminas que otorgan, generaran una condición de acidez o alcalinidad al organismo. El resultado acidificante o alcalinizante se mide a través de una escala llamada PH, cuyos valores se encuentran en un rango de 0 a 14, siendo el PH 7 un PH neutro.

Es importante saber cómo afectan la salud los alimentos ácidos y alcalinos, ya que para que las células funcionen en forma correcta y adecuada su PH debe ser ligeramente alcalino. En una persona sana el PH de la sangre se encuentra entre 7,40 y 7,45. Tener en cuenta que si el PH sanguíneo, cayera por debajo de 7, entraríamos en un estado de coma próximo a la muerte.

Ambiente Alcalino (vida)

Ambiente Acido (muerte).

Un ambiente ALCALINO es aquel donde nos sentimos física y espiritualmente en armonía, en paz, en tranquilidad profundamente relajante como por ejemplo, un spa, la iglesia, leyendo la biblia, cargando a un bebe en nuestros brazos mientras ríe, soñando en un cuarto de ambiente apacible con música relajante, colores y aroma de recién nacido que nos llenan de bienestar... Y así cualquier sitio lugar o espacio donde nos sintamos llenos de regocijo, paz y armonía entre muchas cosas.

Un ambiente ACIDO es aquel que nos hace sentir incomodos, llenos de estrés, malestar, quebrantados en el espíritu, desasosiego, irritables y todo aquello que nos con lleva a situaciones de maldad directa o indirecta hacia nosotros o a otros, como por ejemplo... Imagínense en este momento que están en medio de un disturbio y hay heridos por todas partes, mientras delincuentes armados someten a inocentes y los roban, golpean, maltratan, hieren de palabra y cuando tratan de huir de ese lugar son sometidos por la fuerza del maltrato a vejaciones de carácter grabe, mientras un ser querido que hasta hace unos segundos estaba a su lado ya no está, pero siente sus gritos pidiendo por su ayuda mientras usted yace impotente en el piso sometido (a) y torturado inocentemente...

Sienta en este momento sus latidos y como cambiaron su manera de sentirse y pensar del ambiente ALCALINO en donde se encontraba cargando al bebe entre sus brazos a este medio ACIDO... y ahora note y sume que esto pasó mientras solo leía unas líneas de diferencia, pues ahora piense en como acaba su vida encontrase y vivir en un medio ACIDO.

Simoncini el Cáncer y la Cándida Albicans.

Infección Sistémica por Cándida Albicans (Hongo).

Cuando la Cándida Albicans aumenta drásticamente su crecimiento puede estar devastando su salud. Es considerada una de las enfermedades todavía no reconocidas que más prevalece. En un cuerpo saludable la Cándida Albicans está bajo control por las bacterias amistosas. Los antibióticos terapéuticos y los que se encuentran en las carnes, perturban el equilibrio en nuestro cuerpo. Estos antibióticos reducen y debilitan a las bacterias amistosas y permiten a la Cándida florecer. Las píldoras anticonceptivas, la cortisona también perturban este equilibrio.

La Cándida se alimenta de azúcar, hidratos de carbono, comidas fermentadas como la cerveza, el vinagre y los embutidos. El hongo Cándida suelta cerca de 78 toxinas en el torrente sanguíneo que tiene un efecto devastador en el sistema nervioso y el sistema inmune. La Cándida afecta al bienestar físico, mental y emocional. Esto crea una variedad de síntomas como:

Deseo de Comida (dulces, bebidas alcohólicas, chocolate, etc.). Alergias Excesivas (sobre todo en ambientes húmedos). Problemas Vaginales. Depresión. Alergias a Ciertos Alimentos. Cansancio. Fatiga. Migrañas. Irritabilidad. Falta de Memoria. Obesidad o Pérdida de Peso Excesiva. Gases e Hinchazón Abdominal. Diarrea o Estreñimiento. Dolores o Síndrome Premenstrual. Dolores de oídos. Dolores Musculares. Dolor al Tener Sexo.

Entumecimiento y dolor de articulaciones. Mente nublada. Acné. Flujo Vaginal. Frio en las

Extremidades. Cistitis. Sinusitis. Resequedad en la Piel. Picazón en la Piel de Noche o Después del Baño. Lagrimeo al percibir luz Solar. Sabor a Metal en la Boca. Manchas blancas en el interior de la boca, la lengua, el paladar y alrededor de los labios. También puede causar grietas, áreas enrojecidas y húmedas en las comisuras de la boca. Las aftas pueden o no, ser dolorosas y muchos otros.

Hoy la Cándida puede ser una de las primeras causas de enfermad en el mundo, porque crea una escalera de caracol de salud descendente. Y donde se demuestra científicamente que los más infectados son los Diabéticos y los que tienen Sobre Peso.

Según el Dr. Tullio Simoncini Oncólogo científico Italiano, él asegura que la causa del cáncer tiene que ver con la infección del hongo Cándida Albicans.

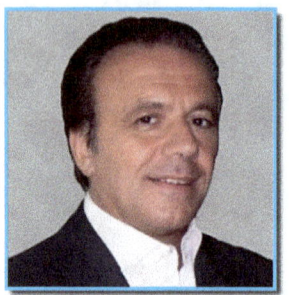

Su nombre es reconocido en todo el mundo y especialmente importante para un gran número de personas que sufren o han sufrido a causa del cáncer gracias a su enorme descubrimiento que habrá de quedar por siempre grabado en los anales de la historia.

El Dr. Simoncini descubrió por primera vez en el mundo que la causa del cáncer es un hongo llamado Cándida Albicans y esto lo llevó al mismo tiempo a desarrollar un tratamiento para su cura.

El descubrimiento del Dr. Simoncini es sin duda el descubrimiento del siglo y es merecedor sin duda del premio nobel. Su tratamiento ha podido curar incluso pacientes dados por terminales por otros médicos. Con tan solo eliminando el hongo, atacando y alcalinizando el cuerpo con bicarbonato (Alcalinizante Mineral), Te de Clorofila (Alcalinizante Vegetal).

Guía de un nuevo estilo de vida.

Alimentos que acidifican el organismo.

1 **AZÚCAR REFINADA y todos sus productos** (el peor de todos: no tiene ni proteínas ni grasas ni minerales ni vitaminas, solo hidratos de carbono refinados que estresan al páncreas y acidifican el organismo. Su PH es de 2,1, o sea altamente acidificante.

El cáncer y el azúcar. Según los investigadores de la Universidad de San Francisco, California, el azúcar representa un riesgo para la salud contribuyendo a alrededor de 35 millones de muertes a nivel mundial cada año. Tan alta es su toxicidad que debería ser considerada una sustancia potencialmente tóxica como el alcohol y el tabaco.

Su vinculación con la aparición de la diabetes es tal, que deberían ser reguladas con un impuesto sobre todos los alimentos y bebidas que contengan "azúcar añadida", porque ahora con estos últimos estudios sobre su toxicidad acida se justifica un impuesto impositivo, concluyeron los investigadores. También recomiendan la prohibición de su venta en o cerca de las escuelas, así como el establecimiento de límites de edad en la venta de tales productos.

2 **SAL REFINADA.**

3 **HARINA REFINADA y todos sus derivados transgénicos** (pastas, galletitas, panes, tortas, etc.)

4 **GASEOSAS. Altamente acidificante.**

5 **PRODUCTOS DE PANADERÍA**. (la mayoría contienen grasas saturadas, margarina, sal **REFINADA**, azúcar **REFINADA** y conservantes artificiales).

6 **CAFEÍNA. A excepción del grupo A**

7 **ALCOHOL. Sobre todo los destilados.**

8 Todo lo que contenga conservantes, colorantes, aromatizantes, estabilizantes, etc.

9 Todos los alimentos envasados que contengan: azúcar refinada, sal o químicos artificiales de cualquier tipo. Sobre todo la CHARCUTERÍA.

10 MEDICINAS **(FARMACIA). No todas, pero mayoría de ellas son altamente ácidas para las células del cuerpo.**

11 COMIDAS RÁPIDAS. **Con un altísimo grado de acidificación (muy peligrosas).**

12 EL MICROONDAS. **Más vale una imagen que mil palabras, dice el refrán, y en este caso es más que elocuente.** HAGA ESTE EXPERIMENTO EN CASA.

Compre 2 plantas pequeñas iguales y riéguelas (un día sí y un día no), una con agua pasada 5 minutos por el horno de micro-ondas, **y la otra planta se riega con agua limpia y purificada (si es de ozono, mucho mejor). A los 9 días, LA DIFERENCIA ES LA MISMA QUE HAY ENTRE...** LA VIDA **y** LA MUERTE.

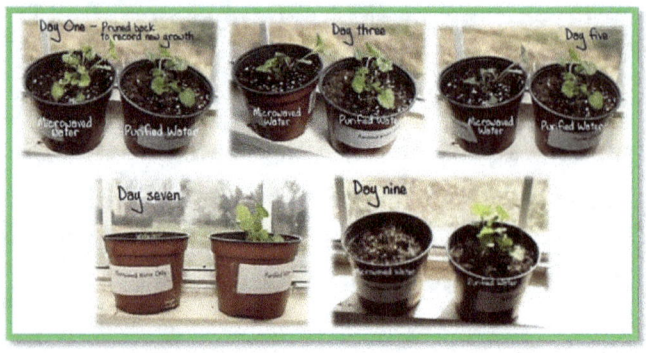

Si se piensa bien, someter un alimento o una bebida a un bombardeo de ondas electromagnéticas de microondas, e introducirlo dentro de nuestro propio cuerpo, es una barbaridad. Es un caso que nos recuerda a aquellas situaciones en las que hay personas que viven a muy poca distancia de antenas que emiten ondas de baja frecuencia por microondas; ya se han demostrado muchos casos de enfermedades y cánceres producidos por permanecer dentro del radio de acción de estas antenas.

Pero en el caso del aparato microondas, el alimento irradiado es introducido por la persona dentro de su propio cuerpo, que es la conducta más grave que se puede adoptar en relación a estas ondas electromagnéticas.

Las microondas naturales del Sol son de corriente directa y de amplia frecuencia, y no crean calor por fricción, mientras que los hornos microondas son de corriente alterna, de estrecha frecuencia y ondas puntiagudas, que crean calor por fricción. Esta fricción molecular causa daños estructurales en las moléculas de los alimentos, deformándolas, acidificándolas y destruyéndolas.

Una comida o bebida pasada por el microondas casero llega a perder hasta el 90% de la energía vital de sus nutrientes, con lo cual el aporte nutritivo se desintegra.

Los minerales de los vegetales, cocinados con micro-ondas, se convierten en radicales libres cancerígenos. Igualmente, el consumo de alimentos por microondas, produce cáncer de estómago, de intestinos, de colon y en la sangre. Además provoca pérdida de memoria, inestabilidad emocional, pérdida de la inteligencia, daños cerebrales, etc.

El consumo de alimentos sometidos a bombardeos de microondas detiene o altera la producción de hormonas femeninas y masculinas. Es curioso que las ondas de microondas hayan sido utilizadas en programas secretos de control psicológico subliminal y de lavado de cerebro, según denunciaron especialistas médicos rusos.

En fin, que el horno microondas, la máquina del cáncer, es un desastre para los seres humanos, para los animales y para todos los seres vivos. Si todavía no te has desecho de tu peligroso aparato de microondas, hoy es un buen día para hacerlo.... ¡Cuánto antes mejor!.., ¡y cuánto más lejos mejor!...

Hay un grupo de alimentos que aunque sean ácidos, pueden y deben comerse según su diferente grupo sanguíneo con el fin de equilibrar en el cuerpo el grado de acides y alcalinidad (sobre todo el grupo o). Y estos son:

1 **Carnes** (todas, pero con menos efecto en el grupo "o").

2 **Azúcar Morena – Papelón - Azúcar de Papelón.**

3 **Cualquier alimento muy cocinado**. (la cocción elimina el oxígeno y lo trasforma en ácido) inclusive las verduras cocinadas. Por tal motivo los alimentos para que conserven todos sus nutrientes deben cocinarse a no más de 45 º centígrados o al vapor (baño de maría). Pero así en lo personal, todos los vegetales de hojas, las coloco en agua hervida por 1 minuto para matar todas las bacterias y otros organismos dañinos que contengan.

Mientras que las verduras o bulbos (zanahorias, papas, nabos, vainitas, remolachas, etc.) Primero los corto y luego los coloco en agua ya hirviendo, los dejo por 10 minutos y luego reposar hasta que el agua se ponga tibia.

Constantemente la sangre se encuentra autorregulándose para no caer en acidez metabólica, de esta forma garantiza el buen funcionamiento celular, optimizando el metabolismo. El organismo Debe obtener de los alimentos las bases (Minerales) para neutralizar la acidez de la sangre en la metabolización.

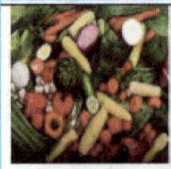	**VERDURAS CRUDAS:** Aportan mucho oxígeno y mientras más verdes sean las hojas mucho mejor (cocidas en menos cantidad). Algunas son acidas pero dentro del organismo tienen reacción Alcalinizante, otras son levemente acidificantes, pero son necesarias ya que traen consigo las bases necesarias para el equilibrio del PH en el cuerpo.
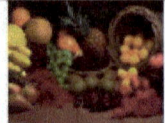	**FRUTAS:** Igual que las verduras, juegan un papel importantísimo en el equilibrio corporal, pero es importante decir que el limón tiene un PH ácido de aproximadamente 2.2, pero dentro del organismo tiene un efecto altamente Alcalinizante (quizás el más poderoso de todos).
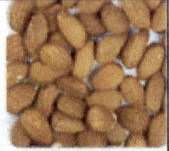	**SEMILLAS:** Aparte de todos sus beneficios, son altamente Alcalinizante como por ejemplo las almendras, nueces. Son una excelente opción para la alimentación alcalina, aunque son alimentos que redoblan las calorías de las frutas y verduras frescas, son de suma importancia para el organismo.
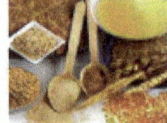	**CEREALES INTEGRALES:** El único cereal integral Alcalinizante es el Mijo, todos los demás son ligeramente acidificantes pero muy saludables. Todos deben consumirse cocidos, para su mejor aprovechamiento por parte del organismo ya que así sus fibras son mejor aprovechadas en el tracto intestinal.
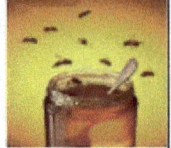	**LA MIEL:** Es un buen complemento Alcalinizante. Pero tenga presente que es rica en fructosa, y aunque no produce efectos acidificantes, en el caso de diabéticos debe restringirse y comerla solo en casos en que el paciente sufre estados de hipo glucemia. Se recomienda comprar miel pura y nunca comercial de tipo industrial con aditivos.
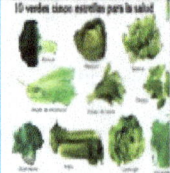	**LA CLOROFILA** de las plantas (de cualquier planta) es altamente Alcalinizante. Y por ello y una cantidad muy importante de motivos, es crucial en el buen desenvolvimiento de los alimentos en el cuerpo. Es altamente recomendable que el promedio de este consumo no baje de al menos el 50% diario dentro de los alimentos consumidos.
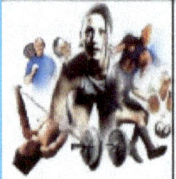	**EL EJERCICIO** oxigena todo tu organismo, el sedentarismo lo desgasta. Para poder sacar y deshacerse de todo los desechos por proceso de acidificación que el cuerpo acumula y que nos someten a todo tipo de enfermedades incluyendo el cáncer y la obesidad, una de las esenciales y vitales maneras de hacerlo es con el ejercicio (dependiendo de su grupo sanguíneo).

EL AGUA IONIZADA U OZONIZADA es importantísima para el aporte de oxígeno. "La deshidratación crónica es el estresante principal del cuerpo y la raíz de la mayor parte de las enfermedades degenerativas. Esta agua es altamente alcalinizante e importante para el rejuvenecimiento.

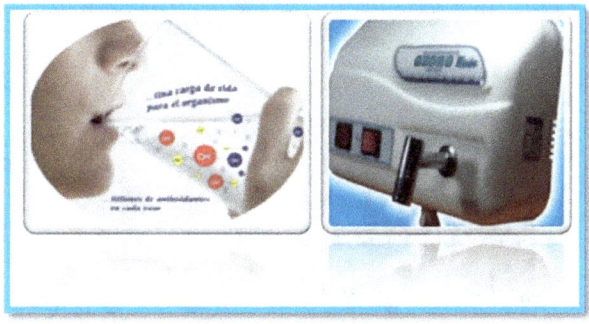

El Doctor George W. Crile, de Cleveland, uno de los cirujanos más importantes del mundo declara...

"Todas las muertes mal llamadas naturales no son más que el punto terminal de una saturación de ácidos en el organismo".

Contrario a lo anterior es totalmente imposible que una enfermedad o cáncer prolifere en una persona que libere su cuerpo de la acidez, nutriéndose con alimentos que produzcan reacciones metabólicas alcalinas y aumentando el consumo del agua pura y que, a su vez, evite los alimentos que originan dicha acidez, y se cuide de los elementos tóxicos.

"Excepto algunos casos, en general el cáncer no se contagia ni se hereda... lo que se hereda son las costumbres alimenticias, ambientales y de vida que lo producen."

"La lucha de la vida es en contra de la retención de ácido. El envejecimiento, la falta de energía, el mal genio, los dolores de cabeza, enfermedades del corazón, alergias, eczemas, urticaria, asma, cálculos, arteriosclerosis, etc. No son más que la acumulación de ácidos."

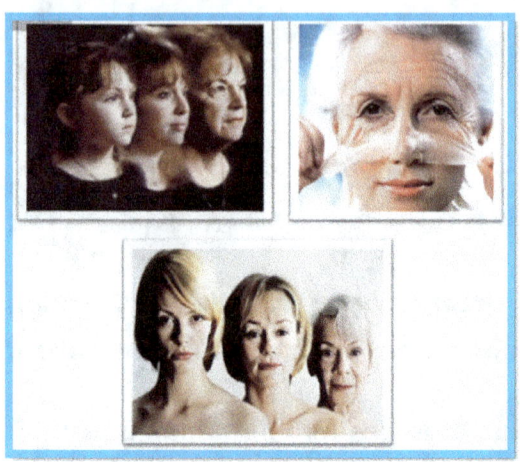

El Dr. Theodore A. Baroody dice en su libro "Alkalize or Die" (alcalinizar o morir).

"En realidad no importa el sin número de nombres que le den a las de enfermedades. Lo que sí importa es que todas provienen de la misma causa básica... Muchos desechos ácidos en el cuerpo".

ALCALINIZAR o MORIR.

El Dr. Robert O. Young afirma:

"El exceso de acidificación en el organismo es la causa de todas las enfermedades degenerativas. Cuando se rompe el equilibrio y el organismo comienza a producir y almacenar más acidez y desechos tóxicos de los que puede eliminar, entonces se manifiestan diversas dolencias."

¿Y la quimioterapia?

No voy a entrar en detalles, solamente me voy a limitar a señalar lo obvio: La quimioterapia acidifica el organismo a tal extremo, que este debe recurrir a las reservas alcalinas de forma inmediata para neutralizar tanta acidez, sacrificando bases minerales (Calcio, Magnesio, Potasio) depositadas en huesos, dientes, uñas, articulaciones y cabellos.

Es por ese motivo que se observa semejante degradación en las personas que reciben este tratamiento, y entre tantas otras cosas, se les cae a gran velocidad el cabello. Para el organismo no significa nada quedarse sin cabello, pero un PH acido significaría la muerte. Cuantos de nosotros hemos escuchado la noticia de alguien que tiene cáncer y siempre alguien dice... "y si... le puede tocar a cualquiera..."

A cualquiera? No... No lo creo.

"La ignorancia, justifica... El saber, condena".

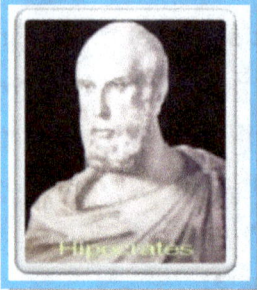

"Que el alimento sea tu medicina y que tu medicina sea el alimento".

Hipócrates. Médico Griego, considerado el "Padre de La Medicina".

"Si las personas permiten que la industria y la publicidad decidan qué alimentos comer, sus cuerpos pronto estarán, enfermos y decadentes".

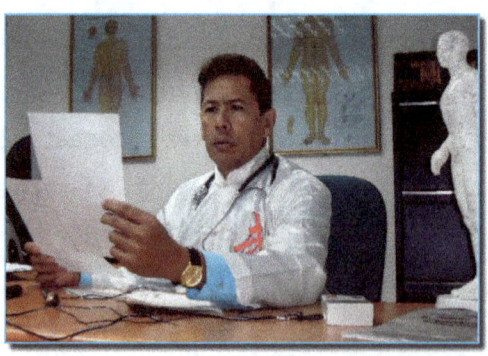

Manuel Ramoni. Escritor, Naturopata e Investigador Científico.

Metabolismo Pasivo

Metabolismo Pasivo

Sistema Central Nervioso Autónomo Pasivo 25% de los seres humanos (Carnívoros) Sangre Alcalina. Duerme bien, tiene tendencia a estar tranquilo, tiene los sentidos poco receptivos, tiene buena digestión por lo general, puede comer de todo (evitar los aderezos azucarados, los carbohidratos refinados y la fructosa) y no le pega mucho en la digestión, acepta mejor las proteínas en especial las carnes, mariscos, la grasa, los aderezos cremosos (salsas), los quesos, huevos, poco café, la sal. Caso contrario, se pone muy débil y desanimado. En el caso de las personas con cáncer del tipo excitado (Se reconoce por presentar CANCER NO tumorales en el cuerpo) les recomiendo tomar Vitamina C en forma de ASCORBATO DE CALCIO. Alimentación 2 x 2 x 1. Es decir 2 partes de vegetales, 2 partes de proteínas y 1 de carbohidratos en el plato. Tendencia a presión baja (Depresión). Para regenerarse necesitan dormir bien.

CARACTERISTICAS:

Poco Pasivos – Medianamente Pasivos – Son Muy Pasivos

1 Digieren las proteínas con facilidad.

2 Las grasas **SATURADAS** caen bien (chuletas, quesos, pescados grasos, alimentos grasos).

3 Digieren bien si comen tarde en la noche.

4 Pueden comer tarde en la noche y no tiene problemas para dormir.

5 Sueño profundo.

6 Los sentidos los tiene muy pasivos.

Metabolismo Excitado

Sistema Central Nervioso Autónomo Excitado 75% de los seres humanos (Vegetales). Tiene que estar en movimiento, en acción, tiene más abierto los sentidos, su digestión es delicada, sueño muy liviano e interrumpido. Debe ser más vegetariano, comer menos sal ya que les hace retener líquido, muy pocas grasas, evitar los carbohidratos refinados y comer proteínas moderadas como, pescado, pollo, pavo, conejo, pocos mariscos, huevos duros o asados por agua, nunca fritos, jugos frescos de vegetales, etc. o de lo contrario tendrá tendencia a sufrir de acidez, problemas de sueño, indigestiones, hiperactividad, estrés.. Alimentación 3 x 1 x 1. Es decir 3 partes de vegetales, una de proteínas y una de carbohidratos por plato de comida. En el caso de las personas con cáncer del tipo excitado (Se reconoce por presentar tumores en cualquier parte del cuerpo) les recomiendo tomar Vitamina C EN FORMA DE ACIDO

ASCÓRBICO. Tendencia a Presión Alta (**Problemas cardiacos**) Sangre Acida (**rechaza alimentos ácidos**). **Los excitados tienen un cuerpo acido, tenso y en estrés. Se recomienda consumos de potasio y magnesio (cambur manzano).** Para adelgazar necesitan dormir bien.

CARACTERISTICAS:

Poco Excitados – Medianamente Excitados
Son Muy Excitados

1   No digiere la carne roja bien o tarda en digerirla.
2   Las grasas SATURADAS caen mal (Cerdo, chuletas, quesos, pescados grasos, alimentos grasos).
3   No tienen buena digestión si comen tarde en la noche.
4   Si comen tarde en la noche, se le dificulta dormir ya que no digieren en la noche y por tanto se acidifican los alimentos en el estómago.
5   Sueño liviano, se despiertan con facilidad.
6   Los sentidos los tiene muy despiertos.

Una vez que has identificado tu tipo de metabolismo, deberás respetar y acostumbrarte a comer según la proporción de alimentos en tu plato, es decir si eres de metabolismo pasivo deberás servirte en el plato 2 partes de proteínas "fuertes", 2 partes de vegetales y 1 de carbohidratos. Mientras que si eres de metabolismo excitado deberás servirte 3 partes de vegetales principalmente verdes 1 de proteínas principalmente de carnes blancas y una de carbohidratos evitando los refinados.

La idea es equilibrar el metabolismo a un punto medio es decir ni tan pasivo ni tan excitado y de esta manera probado ya en decenas de miles de pacientes... El cuerpo comience a recuperarse y regenerarse... Caso contrario... Perecerá.

Limpieza del Organismo.

Depuración de Hígado, Vías Biliares, Colon y Riñones.

Hacer esta limpieza, en caso de tener hígado graso, cálculos de vesícula biliar, estreñimiento o cálculos renales... Es la manera más efectiva de revitalizar el metabolismo y de eliminar cálculos, impurezas, toxinas y grasa del cuerpo debido al cambio total y substancial que esto causa en la regeneración del metabolismo y funciones vitales del organismo.

Muchas personas tienen los conductos biliares tapados con piedras (cálculos) compuestas de colesterol y bilis endurecida. La bilis es esencial para el metabolismo y la digestión correcta de las grasas y proteínas que consumimos. Cuando los conductos biliares y el hígado se tapan el metabolismo y la digestión se vuelven deficientes causando todo tipo de enfermedad.

Tener los "filtros del cuerpo tapados" o deficientes... Es como si un camión tuviere los filtros tapados y en plena subida y con carga, el chofer le exigiera más. Por supuesto que fallara... Igual pasa con el organismo, tengan la plena seguridad que fallará y como consecuencia su patología empeorará cada día más.

Si tiene alguno o varios de estos problemas es urgente que los trate para que su cuerpo comience a depurar y regenerar más rápidamente en beneficio de una vida larga y sana.

1 Es de igual importancia en caso de tener el
   hígado graso, problemas de la vesícula biliar,
   colon o cálculos renales hacerse la depuración.

El Kit lo encontrará en...

Fundaciondeterapeutas.com y ahí será
redirigido al sitio donde lo podrá adquirirlo

Hamer y La Nueva Medicina - *DIOS* Las 3 A y
Las 3 P – Auto Sugestión (El estrés es mi amigo,
voy a pasear, porque *DIOS* es mi fuerza... pondré
carácter) y La Oración.

Según el Dr. Hamer. Oncólogo Científico Alemán.

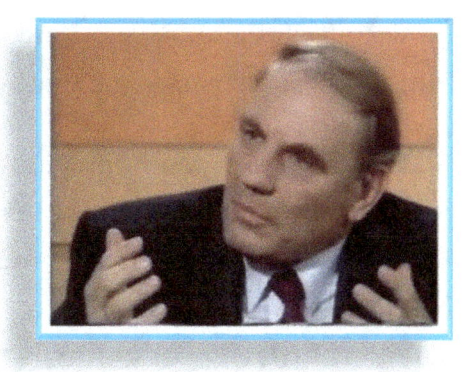

Todo cáncer o enfermedad se origina de un SDH (Síndrome de Dirk Hamer), que es un CHOQUE DE CONFLICTO serio, agudo, ALTAMENTE DRAMÁTICO Y REPENTINO, que toma al individuo de manera completamente inesperada. El choque del conflicto ocurre simultáneamente en la psique, el cerebro y en el órgano correspondiente.

Un SDH puede ser accionado, por ejemplo, por la pérdida inesperada de un ser querido, por una separación no prevista, por un diagnóstico o pronóstico para el cual uno no está preparado, por un pánico repentino a la muerte, por un enojo o preocupación inesperada, por un sentimiento repentino de abandono (emocional, mental o físico), o por un temor o amenaza inesperada. Inmediatamente, el choque del conflicto interrumpe las funciones biológicas normales del organismo.

Para poder manejar el evento, el cerebro activa instantáneamente un PROGRAMA BIOLÓGICO ESPECIAL Y SIGNIFICATIVO creado para contener exactamente esa situación en particular.

1 **Nivel   Psíquico:**   Psicológicamente, experimentamos estrés emocional y mental.

2 **Nivel Cerebral:** En el momento justo de un SDH el choque de conflicto alcanza un área específica en el cerebro, provocando una lesión que es claramente visible en una TOMOGRAFÍA COMPUTARIZADA DEL CEREBRO (TC) como un grupo de anillos concéntricos nítidos. Tal lesión anular es llamada FOCO DE HAMER.

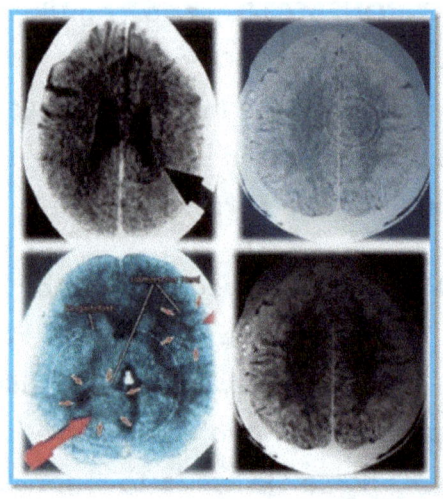

La localización exacta del Foco de Hamer está determinada por la naturaleza del conflicto. ¿Por qué conflictos específicos impactan siempre un área definida en el cerebro? En el curso de la evolución del cerebro, cada área cerebral fue programada con un programa biológico especial de respuesta, permitiéndole a un organismo combatir una situación inesperada de emergencia. Para cada tipo de conflicto hay un tipo específico de enfermedad y un área específica del cerebro desde la que los procesos son controlados.

La Nueva Medicina Alemana...

La investigación del Dr. Hamer comenzó en 1979 después de la trágica pérdida de su hijo Dirk (ver Biografía abajo). Poco después de la muerte de Dirk, el Dr. Hamer fue diagnosticado de cáncer.

Debido a que él nunca antes había estado gravemente enfermo, el asumió que el desarrollo de su cáncer podría estar directamente relacionado con el evento traumático que él experimentó.

En aquel tiempo el Dr. Hamer era internista en jefe de una clínica oncológica en la Universidad de Múnich, Alemania. Fue ahí que él comenzó a estudiar a sus pacientes de manera sistemática observando las causas, el desarrollo y los procesos de curación de sus cánceres.

Lo Que Descubrió Fue Revolucionario

El Dr. Hamer encontró que cada enfermedad se origina de una experiencia traumática inesperada.

Él estableció que tal choque repentino afecta no solo a la psique, sino también al mismo tiempo (visible en un escáner cerebral) a la parte del cerebro que corresponde biológicamente al trauma específico. Que el cuerpo responda al evento inesperado con un crecimiento tumoral (cáncer), con una degeneración tisular, o con una pérdida funcional, está determinado por el tipo exacto de conflicto traumático.

A la fecha, el Dr. Hamer ha sido capaz de confirmar estos descubrimientos con más de 40,000 estudios de caso. Debido a que la CURACIÓN solo puede ocurrir después de que el conflicto ha sido resuelto, la terapia de la Nueva Medicina Germánica se enfoca en identificar y resolver el trauma original.

El Dr. Hamer es el primero en probar científicamente que el cáncer, por ejemplo, no es como se pensaba antes una *proliferación de células cancerígenas mortales sin sentido* sino más bien el resultado de un Programa Biológico Especial y Significativo de la Naturaleza que ha sido exitosamente practicado durante millones de años de evolución.

La nueva medicina germánica ofrece una comprensión completamente nueva de lo que llamamos comúnmente "enfermedad".

Al entender las Cinco Leyes Biológicas que el Dr. Hamer descubrió, nos volvemos libres del miedo y el pánico que frecuentemente vienen como resultado del inicio de una enfermedad. ¡Verdaderamente, un regalo a la humanidad! Desde 1988, los descubrimientos del Dr. Hamer han sido probados y verificados por muchos médicos y asociaciones profesionales por medio de documentos firmados (ver verificaciones abajo).

LA GNM DEL DR. HAMER TIENE UN ÍNDICE DE ÉXITO DEL 91%.

Enfermedades tales como el cáncer pierden su imagen amenazadora y son reconocidas como programas especiales significativos de supervivencia biológica con los que cada ser humano nace.

Pero llevó su investigación aún más lejos. Sobre la base de que todos los eventos corporales son controlados desde el cerebro, analizó los escáneres cerebrales de sus pacientes y los comparó con sus registros médicos. Ésta fue una aproximación enteramente nueva. Hasta ese entonces, ningún estudio había examinado el origen de la enfermedad en el cerebro y el rol de éste como mediador entre nuestras emociones y un órgano enfermo.

Lo que descubrió el Dr. Hamer fue asombroso. Encontró que cuando sufrimos un estrés emocional inesperado, como una separación no prevista, la pérdida de un ser amado, o preocupaciones o enojos repentinos, el cerebro acciona un programa de emergencia biológico para responder al impacto del conflicto exacto que se está experimentando.

Él estableció que en el preciso momento en que ocurre el conflicto, el choque impacta un área específica del cerebro provocando una lesión que es visible en un escáner cerebral como un grupo de anillos concéntricos definidos. Con el impacto, el choque es comunicado al órgano correspondiente. Que el órgano responda al conflicto con el desarrollo de un tumor (cáncer), una condición cardiaca, o pérdida de tejido como la observada en la osteoporosis o las úlceras del estómago, está determinado por el tipo exacto de estrés emocional.

Por ejemplo al cáncer de colon: El conflicto biológico ligado a nuestro intestino es, como lo llama el Dr. Hamer, un "conflicto de bocado indigerible". Los animales experimentan estos conflictos de bocado en términos reales, cuando, por ejemplo, un pedazo de comida se atora en el canal intestinal. En respuesta a esta potencial situación de amenaza a la vida, las células intestinales comienzan a multiplicarse inmediatamente.

El propósito biológico del aumento celular es producir más jugos digestivos, para que el pedazo de comida pueda ser destruido y pueda pasar.

Para los humanos, un "bocado indigerible" se puede traducir en un insulto, un divorcio difícil, una pelea sobre dinero o alguna propiedad, o un caso en la corte que no podemos "digerir". El Dr. Hamer encontró que cuando experimentamos tal conflicto "indigerible", se inicia el mismo proceso de proliferación celular, controlado desde la parte del cerebro que controla nuestro colon.

El tiempo que una persona permanezca estresada debido al "tema indigerible", las células seguirán multiplicándose, formando lo que es llamado un tumor del colon.

La medicina convencional interpreta estas células adicionales como "malignas". Basado en miles de estudios de caso, el Dr. Hamer muestra cómo estas células adicionales (el tumor), son lo que podríamos llamar "células desechables" que son solo útiles por el tiempo requerido. En el momento en que el "bocado indigerible" puede ser digerido, las células superfluas no se necesitan más.

El Dr. Hamer también descubrió que cada "enfermedad" se lleva a cabo en dos fases. Durante la primera, la fase activa del conflicto, nos sentimos mental y emocionalmente estresados. Típicamente, estamos totalmente preocupados por lo que ha ocurrido, tenemos las extremidades frías, poco apetito, sufrimos alteraciones en el sueño, y perdemos peso. Si resolvemos el conflicto, entramos en la fase de curación, durante la cual la psique, el cerebro y el órgano afectado pasan por una fase de recuperación.

Debido a que la medicina convencional falla en reconocer el patrón bifásico de cada enfermedad, muchos de los síntomas de la fase de reparación tales como inflamaciones, fiebre, aumento de volumen doloroso, pus, descarga, sangrado en las heces, la orina o el esputo (particularmente cuando el crecimiento canceroso es degradado), o infecciones, son clasificadas como enfermedades a pesar de que son, de hecho, manifestaciones del proceso natural de curación.

EL PRIMER PUNTO DE VISTA. Todo cáncer o enfermedad equivalente al cáncer se origina de un SDH, que es un choque serio, agudo, altamente dramático y vivido en soledad, que toma al individuo de manera completamente inesperada. El choque del conflicto ocurre simultáneamente en la psique, el cerebro y en el órgano correspondiente.

LA FASE DE CURACIÓN.

1 Nivel Psíquico:

La solución del conflicto viene acompañada de un sentimiento de gran alivio. (Medidas Terapéuticas en el Nivel Psíquico durante la fase de Curación.

2 Nivel Vegetativo:

El tono vegetativo cambia instantáneamente a una vagotonía prolongada, una extensión del ritmo de noche. Fatiga, debilidad y buen apetito son los síntomas típicos. La fase de curación es también llamada Fase TIBIA, porque durante la vagotonía los vasos sanguíneos son dilatados dando como resultado manos y piel tibias, y posiblemente fiebre. Desde un punto de vista biológico, el tono de descanso prolongado, particularmente la fatiga y el buen apetito ayudan al proceso de reparación y restauración de la salud.

3 Nivel Cerebral:

Paralelamente a la psique y al órgano, la lesión cerebral también comienza a sanar. Durante la primera parte de la fase de curación (pcl-fase A) son atraídos al área agua y fluido seroso, creando un edema cerebral para proteger al tejido cerebral durante el proceso de reparación.

Es este aumento de volumen del edema cerebral el que produce los síntomas de curación cerebrales típicos como dolores de cabeza, mareos o visión doble. En un escáner cerebral, los anillos objetivos definidos que yacen bajo el edema aparecen borrosos, indistintos y oscuros en la fase de solución.

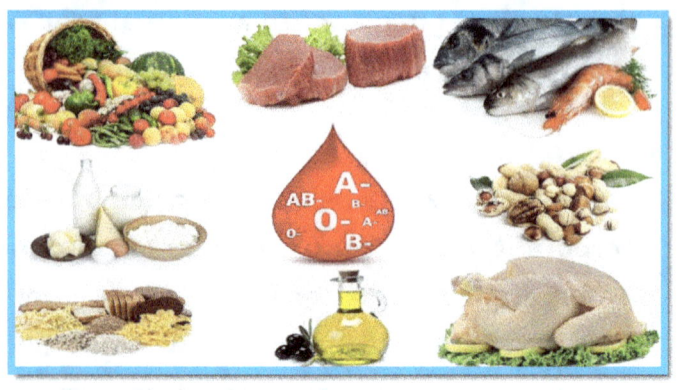

Recomendamos Adquirir la "GUÍA DE LONGEVIDAD SALUDABLE" Dependiendo de tu grupo sanguíneo. El objetivo... Vivir 100 años aparentando mucho menos... Porque si puedes... Trae:

- Ejercicios y dieta según tu Grupo Sanguíneo.
- Cómo rejuvenecer
- Consejos de Oro.
- Cómo comer después de los 45
- Alcalinidad Vida - Ácidos Muerte.
- Cómo matan los conflictos emocionales.
- Por qué envejecemos y cómo rejuvenecer...
- Los 12 Mejores Nutrientes para la Extensión de la Vida.

Encuéntralo en nuestro sitio

web.fundaciondeterapeutas.com

Método para Revertir de manera Definitiva este Mal.
EL CANCER SI SE PUEDE CURAR.

ORIENTACIÓN Y RECOMENDACIÓN DE LA MEDICINA ALTERNATIVA.

Tratando su Problema. Es imprescindible hacer y practicar los 7 pasos.

Homeopatía y Fitoterapia. Preparación del té anti-cancerígeno.

Convine en un recipiente y en partes iguales, las partes ya secas de: Te verde, Alga marina con yodo (**Si sufre de Hipertiroidismo, no la use**), azafrán, moringa, cúrcuma, Ajenjo dulce o Artemisa dulce, jengibre y raíz de diente de león, hojas de guanábana sauce blanco. Mezcle bien y guarde en un lugar fresco, en un frasco de vidrio o plástico.

Ahora agregue 3 cucharadas rasas a 2 litros de agua, hierva por 7 minutos, espere que se refresque, cuele y meta a la nevera y tomo esta agua por agua común cada vez que tenga sed durante 90 días. **Tomar mínimo 2 litros de agua al día** y luego en forma de té al menos 2 veces al día.

Comer en el té, alga marina con yodo y azúcar morena en ayunas, el equivalente a 1 cucharadita por 3 meses y luego en agua con poca miel al menos 1 vez al día, por 6 meses más (Preferiblemente Alga japonesa o china).

Agregar ½ cucharada rasa de bicarbonato de sodio en ½ vaso de agua, tomar 2 horas después de cada comida por 7 semanas descansar una semana y repetir por 3 semanas más, repetir este ciclo 3 veces. Y luego de por vida ½ cucharadita rasa en ayuna y antes de acostarse…

Tomarse 1 vez al día ½ vaso de jugo de vegetales verdes, podrá endulzar solo con Estevia... Esto es de suma importancia... Por 90 días

Neuroacupuntura. Es sumamente eficaz y necesaria. Busque un acupuntor reconocido y pídale que le trate para su patología en base a estos puntos energéticos y en el orden indicado.

7p – 3vc – 6vc – 12vc – 6r – 6bp. Luego al 3er día aplicar: 7p – 3vc – 6vc – 12vc – 6r – 40est – 4ig – 3h – 3bp – 3r. Repetir esta combinación una vez por semana 3 semanas seguidas y luego 1 vez cada 15 días por 3 meses. Estimular con el dermatrón 6bp bilateralmente por 25 minutos. Cada 3 terapias equilibrar los meridianos, tonificando o sedando según los pulsos radiales del paciente.

Hidroterapia. Agregar 3 cucharadas rasas de bicarbonato de sodio en 1 1/2 libros de agua templada. Realizar aplicación de lavado del colon (enema) lentamente, acostado en la cama. Colocar 2 almohadas bajo la pelvis. Tras el enema, reteniendo la solución en el intestino, rotar 90º cada 15 minutos, tiempo total una hora. Luego vaya al escusado y desaloje el contenido. Lávese con agua de bicarbonato y séquese con una toalla. Realizar un enema 4 días sí y 3 no, en 4 ciclos.

Según el Dr. Tullio Simoncini oncólogo y científico europeo (Solo si el caso está muy avanzado) debe complementarse en los 6 días que no se hace el lavado con lo siguiente: 1 Frasco Ampolla de suero de 500 cc de bicarbonato de sodio 5% (que ha de colocarse endovenoso en 1 hora), 6 días sí y 6 no, en 4 ciclos.

Neuropsicología patológica. Según el Dr. Hamer, oncólogo y científico alemán.

El cáncer de próstata se debe a un conflicto emocional semi-genital, es decir, que el énfasis del conflicto es la procreación o está en relación a confrontaciones con el sexo opuesto (género femenino) y no de manera exclusivamente sexual. Algunos ejemplos puede ilustrar sobre que situaciones afectan a la Próstata:

1. Una hija lleva a su padre a corte por un tema de herencias.

2. Un esposo encuentra a su esposa/pareja en la cama con un amante.

3. Un hombre mayor es abandonado por su joven esposa / pareja a favor de un hombre más joven.

4. Hechos feos o desagradables que salen a luz durante un divorcio.

Es decir un conflicto emocional donde el hombre percibe que su fuerza de macho alfa que domina en su territorio comienza a disiparse y para no sentirse desplazado comienza en su interior un escape donde prefiere:

1. Mantenerse en el área soportando el desplazamiento.

2 Alejarse del área entrando en un entorno de soledad.

3 Soportando la infidelidad para mantenerse activo incluso sabiendo que está cada vez más cerca el abandono de la pareja por alguien más joven.

4 El saber que ya no responde virilmente como en el pasado y se esconde entre el disfraz de mantenerse activo etc.

Es entonces cuando el subconsciente producto de la alimentación que causa esta rabia y malestar presenta un rechazo lleno de no aceptación que le conlleva a presentar esta patología.

Tratamiento Neuropsicológico. Debe hacer autosugestión profunda con las siguientes recomendaciones:

1 **El poder de la oración. Orar** de la siguiente manera antes de dormirse y antes de levantarse durante 7 días y repetir el ciclo 1 vez por mes por 3 meses...

Señor *DIOS* es este momento, desde lo más profundo de mi corazón perdono mi actitud de no comprender que ya no tengo 20 años y por no haberme dado cuenta que debo aceptar la edad que tengo comportándome anímicamente, disfrutando cada década de la edad que usted me da y que desde ahora en adelante con la sabiduría que me han dado los años, entenderé a partir de hoy que me comportaré como un hombre de mi edad y disfrutaré cada momento de mi vida, llevando una vida sexual acorde con mi edad y buscando una pareja mayor y con capacidad de amar en el corazón más que en el sexo, porque me amo, te amo señor y me acepto total y profundamente como soy...

Llevaré y disfrutaré a partir de hoy una vida plena más en el entendimiento y disfrute da la vida que en el sexo y así amaré el mundo en el que viviré ahora, porque será **mi mundo** y la que quiera entrar en **mi mundo** será porque quiere entrar en el mío y no yo en el de ella... porque no tiene sentido que sufra por algo que debo superar y **NO** arrastrar jamás en la bella vida que yo puedo decidir llevar a partir de hoy, porque me amo, porque le amo **SEÑOR** y porque me acepto total y profundamente como soy y quiero decidir ser en mi futuro, sin arrastrar sufrimientos que **NO** merezco, ni quiero más en mi vida... Porque a partir de hoy... *DIOS* es **MI FUERZA**... Amen...

2   **Probarse que está perdonando.** Al ver a asa persona, acérquesele y pruébese que lo está logrando, que usted es superior a esa situación que ella creó. Al acercarse háblele como cuando le hablaba antes de saber de aquella situación que le llevo a sentirse mal, sonriendo en su interior porque realmente siente que le está perdonando y en verdad usted se está liberando de algo que no es suyo que **ES de ella** y simplemente lo está dejando en su lugar, para que sea *DIOS* quien le juzgue no usted.

Solo usted decidirá si ella se entera o no de su perdón... Porque él que realmente perdona... NO reclama y es ahí donde realmente

sonríe... Porque en verdad ganó la lucha porque su fe y amor a *DIOS* le llevo a perdonar...

Recomendaciones.

1 Es imprescindible hacerse la depuración de Candida Albicans interna.

Tome 70 cc de jugo de limón puro en ayuno junto con 3 dientes de ajo cortados en hojuelas y 30 minutos después 1 cucharada de aceite de coco emulcificado o comestible, todo esto lo hará durante 3 semanas. Luego durante 12 semanas más hará la toma solo del aceite de coco sin el limón ni el ajo.

2 Su alimentación deberá ser semi cetogenica de por vida, en base a los alimentos según su grupo sanguíneo, esto hará que su cuerpo se alcalinice de manera importante para aumentar la destrucción de las células malignas en su cuerpo.

3 Alimentación para su patología. Usted comerá de la siguiente manera: 3 quintos de su plato de comida será de vegetales (trate de que el 90 % de esos vegetales sean verdes) 1 quinto de proteínas (principalmente pescados de carne blanca y salmón) y 1 quinto de carbohidratos simples como el apio, **poco** arroz integral, auyama. Es decir nunca carbohidratos refinados y que tengan bajo contenido en almidón. Recuerde que los vegetales verdes son, en su mayor contenido citrato de magnesio y citrato de potasio, ambos excelentes alcalinizantes y destructores de células malignas, necesarios para la depuración de toxinas de su cuerpo. **Es vital que identifique los alimentos agresores.**

4 Evitar al máximo todo alimento azucarado o dulce. Podrá endulzar con Estevia principalmente y en su defecto solo con un poco de Azúcar Morena.

5 **Es esencialmente necesario no comer, GLUTEN, LACTOSA, SOYA de por vida.**

6 Si sigue estas recomendaciones, en poco tiempo vera la mejoría y en un máximo de siete semanas ya estará en etapa de regeneración celular buena, más aun así deberá completar el tiempo de terapia para evitar recaídas.

7 **La cafeína, el licor y el tabaco pueden estar impidiendo que el sistema inmunológico se debilite y no le defienda como debería ser.** Recientemente se publicó los resultados estadísticos y científicos de un estudio que observó los efectos de estos elementos en el sistema reproductor. Igualmente evite las motos, la bicicleta y el caballo.

"Que DIOS Sea Nuestra Fuerza".

Recomendamos...

Adquirir el "LIBRO DE LONGEVIDAD SANA". La meta... Vivir 100 años Aparentando mucho menos... Porque si se puede... **Trae:**

1 Ejercicios y alimentación según su Grupo Sanguíneo. Guia de Regeneración Alimenticia.
2 **Como Rejuvenecer.**
3 **Consejos de Oro.** (Guía para depuración de Cándida albicans, Más el Kit de Depuración de Hígado, Vías Biliares Colon y Riñones, Entre otros)
4 **Como Comer Después de los 45.**
5 Alcalinidad Vida - Acides Muerte.
6 **Como Matan los Conflictos Emocionales.**
7 Por qué Envejecemos y Como Rejuvenecer...
8 **Los 12 Mejores Nutrientes Para la Extensión de la Vida.**
9 Que alimentos comer para tener las mejores y más intensas relaciones sexuales...

EL RECETARIO DE COCINA...

Es personalizado según su grupo sanguíneo, dónde podrá preparar exquisiteces que le rejuvenecerán y de manera sencilla.... **Trae:**

10 Como Preparar las Mejores Salsas.
11 Como Preparar la Mejor Mayonesa.
12 Preparación de Huesitos Ahumados en casa.
13 Prepare el mejor Chimichurri o Guasacaca que haya comido jamás.

14 Sal Marina Tipo Italiana, Para Ensaladas, Carnes, Mariscos, Pescados y Aves.

15 Caldos para: Carnes, Mariscos, Pollo, Gallina, Pescado.

16 Inigualables Platos de Entrada, Ensaladas, Sopas y Platos Principales.

17 Yyyy por Supuesto los Mejores Platos Navideños.

Te invito a obtener las RECETAS DE COCINA completas de alimentos según tu grupo sanguíneo, para ti o un ser querido que viva contigo, pero pertenece a otro grupo sanguíneo, todo en un solo recetario...

La Guía la encontrará en este enlace.

fundaciondeterapeutas.com Para otros tipos de cáncer, recomiendo para que concluyas, en comprar los o el libro que más se asemeje a tu problema o al de ese ser querido, amistad o amigo a quien quieres ayudar y que a continuación publico... Y que podrás conseguir acá en el enlace de arriba...

Y recuerde que su Bendición Ayudará a Muchos Necesitados acá en La Fundación Casa de Niños y en donde estaremos orando para que su semilla se retribuya en salud para usted y su Familia.

CURRICULUM VITAE

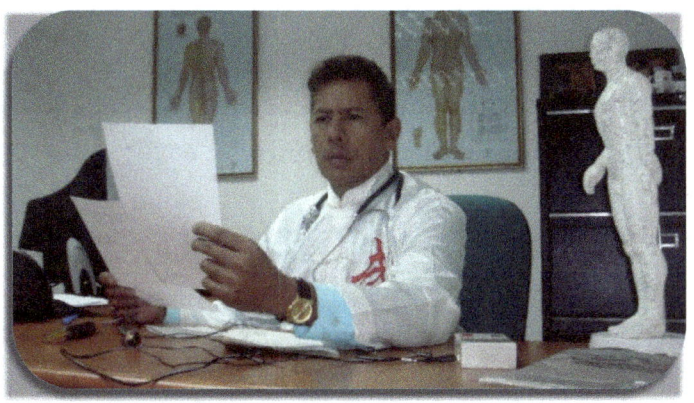

Nombre: M. A. Ramoni

Página: www.fundaciondeterapeutas.com

Estudios profesionales:

1. **ENAHO (Escuela nacional de Acupuntura y Homeopatía). Años 1983 al año 1989.**

2. **Estudios en la Escuela de Sociedad Venezolana de Psicotrónica. Año 1989 Caracas Venezuela.**

3. **Estudios del conocimiento Macrobiótico Yin Yang Alimenticio del Dr. Sakurazawa Nyoiti de origen japonés, a través de del Profesor Omar Viera.**

4. **Acupuntura Coreana (Koryo Sooji Chim Acupuntura Mano koryo) del Maestro Dr. Yoo**

Tae W recibidas con un programa de Tres Niveles en la Escuela Nacional de Acupuntura y Homeopatía a través del Dr. Omar Viera.

5 Estudios del Dr. José Luís Padilla Corral, director de la Escuela de M. T. Ch. "Neijing" España.

6 Hipnosis por regresión Instituto INME (Instituto Meta-gnómico Experimental).

7 Homeosineatría Didáctica. De la escuela Bathem Bathen.

8 Iridologia. Federación Internacional de Diagnóstico por el Iris. De la Federación del Dr. Omar Viera.

9 Tratamiento Maxilo-Facial anti arruga a través del dermatrón y la electo- acupuntura. 2.009 (continúo).

10 Alimentos Según el Grupo Sanguíneo. Dr. investigador James y Peter D'adamo. 2008. (continúo).

11 Rejuvenecimiento a través del alargamiento de los telómeros. 2.010 (continúo).

12 Alcalinidad y acidez de las células en el desarrollo de las enfermedades. 2.010 (continúo).

13 Maestría en Sistemas de Energía.

14 Máster en Anestesia por Electro Acupuntura.

15 Maestría en Terapias del Dolor.

16 Maestría en Iridologia (diagnóstico por el Iris).

17 Neuropsicología. La Nueva Medicina del Futuro. Dr. Hamer Alemania.

TRABAJOS:

1 Presidente y fundador de Instituto de Investigaciones Científicas de las Medicinas Alternativas de la Salud SAID-MEDIC.

2 Director de la clínica Centro Médico Said-Medic La Maracaya del año 1988 al año 1992.

3 Director de la clínica Centro Médico Said-Medic Lourdes del año 1993 al año 1995.

4 Director de la clínica Centro Médico Said-Medic Calabozo del año 1.996 al año 2.000.

5 Profesor en cursos para Médicos y Para-Médicos en Homeopatía – Acupuntura 1er Nivel – 2do Nivel – 3er Nivel y Sistemas de Energías.

6 Director de la clínica Centro Médico Said-Medic Las Acacias del año 2.010 al año 2.012.

7 Director de la clínica Centro Médico Said-Medic Palmarito del año 2.013 al año 2.024.

8   Director de la clínica Centro Médico Said-Medic Calle Páez del año 2.017 al año 2.020.

9   Profesor, Conferencista, Seminarista Internacional de Bioenergética – Neuro Acupuntura – Alimentos según el Grupo Sanguíneo – Porque Envejecemos y como rejuvenecer - Principales enfermedades, Neuro Psicología, entre otros.

ESCRITOR DE LOS LIBROS DE MEDICINA:

1   Cómo Convertirte en un Verdadero Naturopata.

2   Cómo Rejuvenecer y Sanar Grupo Sanguíneo A.

3   Cómo Rejuvenecer y Sanar Grupo Sanguíneo A Diabético.

4   Cómo Rejuvenecer y Sanar Grupo Sanguíneo AB.

5   Cómo Rejuvenecer y Sanar Grupo Sanguíneo AB Diabético.

6   Cómo Rejuvenecer y Sanar Grupo Sanguíneo B.

7   Cómo Rejuvenecer y Sanar Grupo Sanguíneo B Diabético.

8   Cómo Rejuvenecer y Sanar Grupo Sanguíneo O.

9   Cómo Rejuvenecer y Sanar Grupo Sanguíneo O Diabético.

10 Guía de Regeneración Sana Según el Grupo Sanguíneo "A".

11 Guía de Regeneración Sana Según el Grupo Sanguíneo Diabético "A".

12 Guía de Regeneración Sana Según el Grupo Sanguíneo "AB".

13 Guía de Regeneración Sana Según el Grupo Sanguíneo Diabético "AB".

14 Guía de Regeneración Sana Según el Grupo Sanguíneo "B".

15 Guía de Regeneración Sana Según el Grupo Sanguíneo Diabético "B".

16 Guía de Regeneración Sana Según el Grupo Sanguíneo "O".

17 Guía de Regeneración Sana Según el Grupo Sanguíneo Diabético "O".

18 **Recetario de Cocina** Grupo Sanguíneo "A".

19 **Recetario de Cocina** Grupo Sanguíneo Diabético "A".

20 **Recetario de Cocina** Grupo Sanguíneo "AB".

21 **Recetario de Cocina** Grupo Sanguíneo Diabético "AB".

22 **Recetario de Cocina** Grupo Sanguíneo "B".

38 Como Eliminar los Cálculos Renales y Biliares.

39 Depuración de Hígado, Vías Biliares, Vesícula y colon

40 Cúrese de la Gastritis y el Reflujo Gastro Esofágico.

41 Dígale Adiós al Asma.

42 Porque Envejecemos.

43 Dime tu Conflicto... Y te Diré de que Padeces.

OTROS LIBROS:

1 POESIA CRUZADA. (Poesía, Actualizando).

2 7 MINUTOS. (Novela de Suspenso, Actualizando).

ASOCIACIONES PROFESIONALES:

1 Miembro de la OMS (organización mundial de la salud número 0023 para Latino América, en medicinas alternativas de la salud, a través de ENAHO).

2 Miembro de la International Acupunture Association.

3 Colegio de Homeópatas y Ciencias de las medicinas Alternativas Naturales.

4 Federación Venezolana de Medicinas Alternativas Naturales N° 0024V así como también Miembro de los Centros Internacionales de Homeopatía y Acupuntura

de: CHCMANV Nº CHV002-A - INCIHOVE Nº 00020 AVA 051-V.

ESPECIALIDADES.

1 Especialista en Diagnostico.

2 El Cáncer si se cura.

3 Neuropatías.

4 Columna.

5 Cervicales.

6 Algias (dolores) de cualquier tipo.

7 Diabetes tipo 2 y 3 Si se cura.

8 Diabetes tipo 1 (mellitus) Mejora exponencialmente la calidad de vida.

9 Artritis.

10 Reumatismo.

11 Obesidad.

12 Enfermedades sin Diagnostico de Causa.

13 Migraña, Cefalea.

14 Sistema Digestivo.

15 A.C.V.

16 Rejuvenecimiento Corporal, Mental y Dinámico.

17 Asma.

18 Alergias.

19 Lupus.

20 Conflictos Emocionales.

21 Traumas.

22 Deficiencia Renal.

23 Neurológicas. Demencia senil, Parkinson, Alzheimer, Huntington.

24 Convulsiones.

25 Hipertensión... Entre otras muchas.

"Si Eliminamos la Causa... Se Eliminan los Efectos."

El Curso que Rige la Naturaleza...

Es la Expresión Artística de *DIOS*."

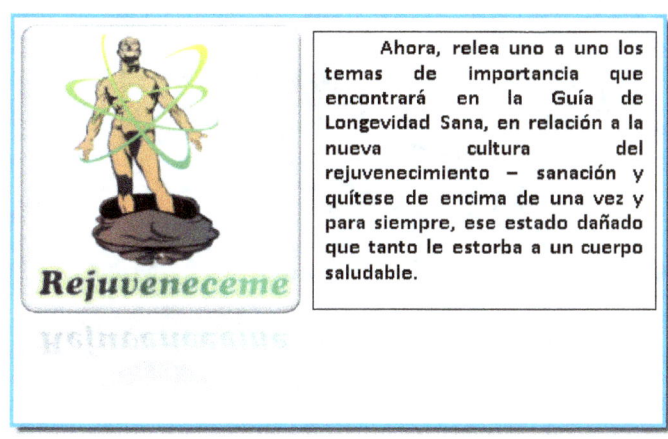

Ahora, relea uno a uno los temas de importancia que encontrará en la Guía de Longevidad Sana, en relación a la nueva cultura del rejuvenecimiento – sanación y quítese de encima de una vez y para siempre, ese estado dañado que tanto le estorba a un cuerpo saludable.

www.fundaciondeterapeutas.com   2.024.

DEDICACIÓN...

Quiero dedicar esto y todas las cosas buenas que he hecho en este mundo a quien más lo merece y ese es mi Padre Celestial.

Jehová de los ejércitos...

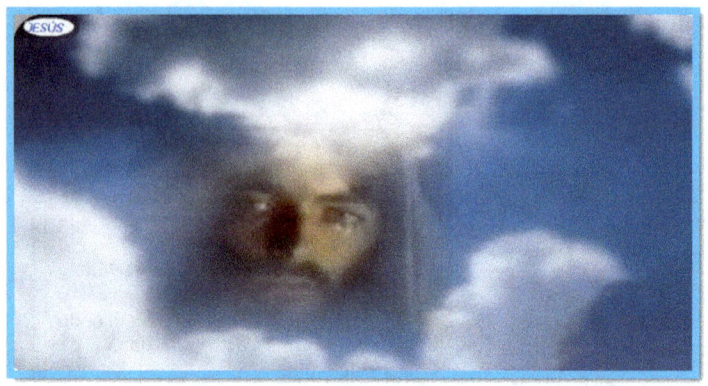

Gracias, los quiero mucho y... En el nombre de *DIOS...* Te deseo lo mejor...

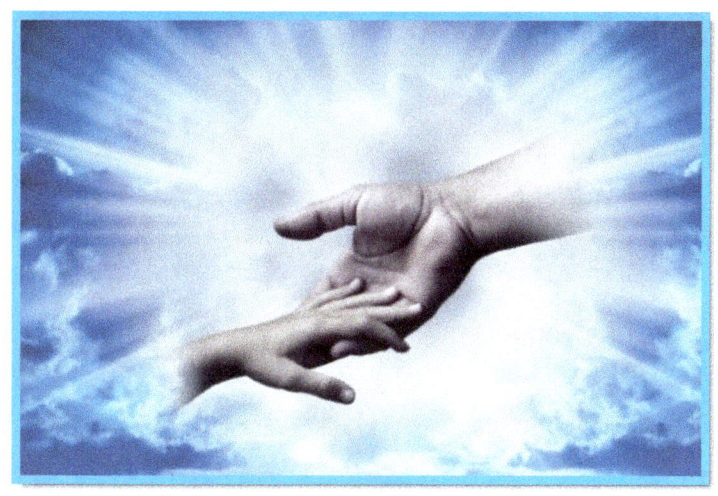

Así que... Nunca olvides que cuando la ciencia dice...
Ya no puedo... *DIOS* Dice... Yo Comienzo...

Cuando el hombre Atiende deja marcas, pero
cuando *DIOS* Sana no deja ni siquiera un rasguño.
Así que... Jamás se Olviden de que el Hombre
Atiende, pero *DIOS* Saná...

Manuel Ramoni